改訂新版

たった"22"項目で学べる

外用療法

皮膚科学
看護スキルアップ
シリーズ
New②

[編著]
安部　正敏
医療法人社団廣仁会 理事長
札幌皮膚科クリニック 院長

改訂新版
はじめに

　10年ひと昔といわれるが，"たった20項目シリーズ"を世に送り出したのが10年前である．幸いにも多くの方々にご愛読いただき，続編も誕生した．調子にのった筆者は，一度でいいから一般書籍を出したいという念より，つい"ざんねんなスキンケア"なる本を出版した．しかし，明らかなパクリタイトルの本なんぞ世間は甘くなく全く売れず，文字通りざんねんな書籍となってしまった．

　もう，書籍はこりごりだ……と思いながら本書を企画編集した増田氏と酒を酌み交わしていると，何と本書はその後も順調に推移しており，在庫が底をつくとのことであった．そこで2人で一念発起．ならば，折角愛読してくださる皆様に最新情報をお届けしようと，アップデートした第2版を決意したのが，なんと出版2か月前である．酒の席で軽々しく引き受けたことを，翌朝大いに後悔したことは言うまでもないが，少しでも皆様のお役に立てば……という思いでなんとか2か月で改訂版を世に問うことが出来た．

　今回，一番心がけたのは安価で学んでいただけるという当初の信念を貫くことである．幸い増田氏も同じ思いであり，ボリュームアップしたのに価格据え置きという通販番組顔負けのサービスとなったと自負している．

　改訂第2版が皆様の皮膚科外用療法学習得のささやかなお役に立てば，筆者はもちろん本誌出版に関わった全てのスタッフの存外の喜びである．

2024年8月

　　　　　　　　　　　　　　　　　　　　　　　　　　安部正敏

本書の特徴と使い方

　本書はあくまでも「外用療法初心者のための入門書」であることを十分意識している．であるので，本書で外用療法が100％習得できると思ったら大間違いであり，事実記載していないことも多い．

　筆者は「学研ナーシングセミナー　誰も教えてくれなかった外用療法」講師を担当しており，現場の看護師が抱く外用療法の悩みを目の当たりにした．現代の看護師は向学心に富み，勉強熱心である．ただ，寄せられる質問の内容は当たり前であるが，自らの臨床経験から発せられるものが圧倒的に多く，その答えを皮膚科専門医向けの分厚い外用療法の成書に見出すにはあまりに労力がかかる．

　そこで本書は，看護師が実際直面し，悩む外用療法についてセレクトし，平易な記載を試みた．さらに，全体としてコンパクトな本にするように心がけ，容易に読破していただけるようにした．

　とかく最近の看護学書や医学書は，見開き2ページぐらいでテーマごとにまとめたものが多い．もちろん

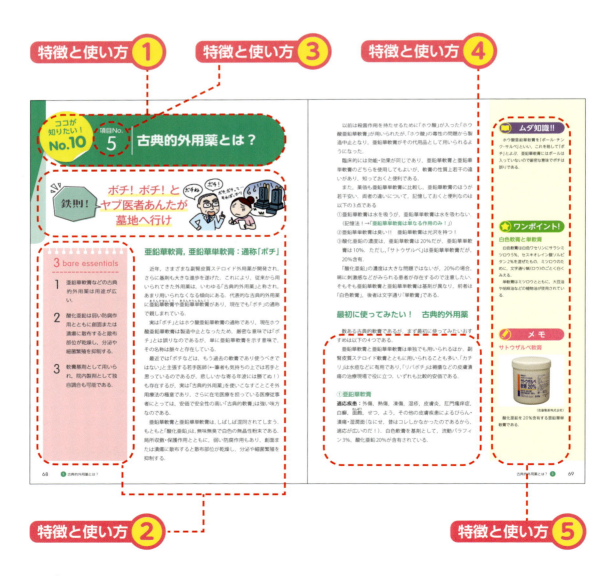

基礎知識があれば，疑問を調べるなどの用途には，そのほうが使いやすい．しかし，初心者は，まず外用療法の流れを掴まねば，興味の湧きようがないのが実情であろう．そこで，本書はあくまで「読み物」として単著執筆の体裁にこだわった．

ただ，読み物であっても谷崎潤一郎などの難解な日本文学などでは看護学は頭に入らない（ちなみに，谷崎潤一郎は1文が異様に長く，文庫本ほぼ1ページが1文などという箇所もある）．

本書で容易に学んでいただけるように，さまざまな工夫を凝らしている．ぜひ，本書の特徴を理解していただいたうえで，日々の臨床現場での外用療法スキルアップにお役立ていただきたい．

特徴と使い方 ① 現場のニーズに則した構成

学研ナーシングセミナーにおいて，ご質問の多い事項から，順に記載する前代未聞の本となってしまった．通常，医学書は解剖などの総論から入り，各論に進んでいくのが王道である．しかし，本書はあえてそのタブーを破った．そもそも外用療法は，患者や一般市民も見よう見まねで行っている治療である．つまり，知識がなくとも外用療法は可能なわけで，要はそれが正しいか，間違いかということがカギとなる．

忙しい医療現場の看護師はなかなか長時間，小説を読むが如く一気に看護学書を読破するのは無理というものである．そこで本書はあえてご質問の多い「副腎皮質ステロイド外用薬」をトップとしている．先頭から読んでいただくと，たとえ途中まで読んだとしても，大勢の看護師が悩んでいる外用療法の真実を習得することが可能である．つまり読んだ分だけスキルが上がる本とした．

ただし，時間をとって総論から読みたい方のために，各章のナンバーは総論から各論へと向かってふってあり，その場合にはお手数ながら，ページを前後しナンバー順にお読みいただきたい．

特徴と使い方 ② あえて下手な俳句調の「鉄則」とイラストが巻頭に

日本人が古来よりこよなく愛す俳句と短歌．中でも世界で一番短い詩とされる俳句は，5・7・5のリズムで日本人の美意識にマッチしている．今日まで脈々とこの文化が生きているということは，記憶に残りやすいという側面があるからである．

そこで，本書ではご批判を顧みず俳句のルールを無視した下手な俳句（？）を「鉄則」として巻頭に掲げ，イラストを入れ，音とビジュアルで記憶していただくよう工夫した．

さらに，文頭に3 bare essentialsという3つの重要事項を短文で記載し，ポイントを容易に理解いただけるようにした．

特徴と使い方 ③ たった22の章

あくまで入門編という考え方から，初版では単元は20に厳選したが本改訂第2版では昨今のトレンド，臨床現場のニーズを鑑み2項目増やし22とした．さらに，半分は総論，半分は各論とした．また，重要な事項はあえて重複している場合もある．

特徴と使い方 ④ 薬剤はすべて商品名

医学書や学会発表の際には，薬品は一般名で記載，発表するのが原則である．しかし，本書は入門編として，すぐに理解していただける本を目指したため，薬剤名はあくまで医療現場で馴染みのある商品名を使用した．原則ジェネリック医薬品ではなく，先発品の名前を用いており，プラクティカルに役立つことを目指した．

なお，学研ナーシングセミナーでいただくご質問では，実際の製品のチョイスを問われることが非常に多い．本書は初心者向けに理解しやすい観点から，筆者が実際に使用し，有用性のあるものと考えた製品を「オススメしたい！この製品」として紹介した．

しかし，重要な点は，これはあくまで筆者個人の判断であり，世の中には他にも優れた製品は数多存在するという事である．筆者も臨床現場において，現在使用可能な製品をすべて経験しているわけではないので，あくまで筆者による使用経験と思っていただきたい．なお，掲載に関しては必ず筆者自ら各社に掲載許可を直接いただき，掲載費用などは当然いただいておらず，開示すべき利益相反はない．

特徴と使い方 ⑤ ポイント，スキル，メモそして無駄知識

本文はできるだけ短くし，「ポイント」「スキル」「メモ」そして「エピソード」「ムダ知識」までを挿入した．人間が何か作業をする際には，余裕があってこそ成功するものである．

そこで本書はあえて「ムダ知識」などを入れることで，本に余裕を持たせた．きっと記憶が容易になると思われる．さらに，具体的な処方例も記載した．なぜ皮膚科医は，この疾患にその軟膏を出すのか，そのエッセンスを理解いただけるようにした．

特徴と使い方 ⑥ できるだけ安価で

ぜひ，大勢の方にお目通しいただき，外用療法に興味を持っていただけるよう，お求めやすい金額にこだわりぬいた．結果，Gakkenの大サービス出版物となっており，これは本書編集担当の増田氏の大いなるご尽力の賜物である．

言ってみれば，本書は著者と増田氏の共作であり，"凶作"とならぬことを願うばかりである．本書により外用療法，そして皮膚科学に1人でも多くの看護師が興味を持っていただければ，二人の存外の喜びである．

では，「外用療法」の旅にいざ出発！

カバー・表紙・本文デザイン：株式会社エストール
DTP：株式会社エストール
本文イラスト：坂木浩子，日本グラフィックス

Contents

皮膚科学 看護スキルアップシリーズNew②
たった"22"項目で学べる 外用療法

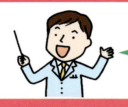

知りたいところをまず読みたい！
そんなアナタはこちら！

ナースが知りたい順のもくじ

ココが知りたい！ No.1	項目No. 12	副腎皮質ステロイド外用薬	12
ココが知りたい！ No.2	項目No. 9	外用薬の塗布方法	20
ココが知りたい！ No.3	項目No. 13	抗真菌外用薬	26
ココが知りたい！ No.4	項目No. 1	皮膚の構造と外用療法	36
ココが知りたい！ No.5	項目No. 2	全身の皮膚と外用薬の吸収	40
ココが知りたい！ No.6	項目No. 3	外用薬とは？	46
ココが知りたい！ No.7	項目No. 4	外用薬の構造は？	50
New！ No.8	項目No. 7	単なる泡ではない！注目の基剤"フォーム"とは？	54
ココが知りたい！ No.9	項目No. 17	保湿剤	60
ココが知りたい！ No.10	項目No. 5	古典的外用薬とは？	68

ココが知りたい！ No.11	項目No. 6	**外用薬の剤形**	72
New! No.12	項目No. 8	**ドレッシング材…これも外用薬**	76
ココが知りたい！ No.13	項目No. 10	**外用薬の混合**	80
ココが知りたい！ No.14	項目No. 15	**潰瘍治療外用薬**	84
ココが知りたい！ No.15	項目No. 18	**サンスクリーン**	90
New! No.16	項目No. 16	**ストーマ管理の外用療法**	94
ココが知りたい！ No.17	項目No. 11	**ワセリンとは？**	102
ココが知りたい！ No.18	項目No. 14	**抗生物質含有外用薬**	104
ココが知りたい！ No.19	項目No. 19	**洗浄剤**	106
ココが知りたい！ No.20	項目No. 20	**非ステロイド（NSAIDs）外用薬**	109
ココが知りたい！ No.21	項目No. 21	**活性型ビタミンD_3外用薬**	112
ココが知りたい！ No.22	項目No. 22	**新しい外用薬と従来の外用薬**	114
		索引	125

皮膚科学　看護スキルアップシリーズNew②
たった"22"項目で学べる　外用療法

Contents

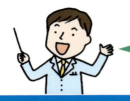

総論から順を追って読みたい！
そんなアナタはこちら！

総論から各論へのもくじ

項目No.	1	皮膚の構造と外用療法	36
項目No.	2	全身の皮膚と外用薬の吸収	40
項目No.	3	外用薬とは？	46
項目No.	4	外用薬の構造は？	50
項目No.	5	古典的外用薬とは？	68
項目No.	6	外用薬の剤形	72
項目No.	7	単なる泡ではない！注目の基剤"フォーム"とは？	54
項目No.	8	ドレッシング材…これも外用薬	76
項目No.	9	外用薬の塗布方法	20
項目No.	10	外用薬の混合	80

項目No.	**11**	**ワセリンとは？**	102
項目No.	**12**	**副腎皮質ステロイド外用薬**	12
項目No.	**13**	**抗真菌外用薬**	26
項目No.	**14**	**抗生物質含有外用薬**	104
項目No.	**15**	**潰瘍治療外用薬**	84
項目No.	**16**	**ストーマ管理の外用療法**	94
項目No.	**17**	**保湿剤**	60
項目No.	**18**	**サンスクリーン**	90
項目No.	**19**	**洗浄剤**	106
項目No.	**20**	**非ステロイド（NSAIDs）外用薬**	109
項目No.	**21**	**活性型ビタミンD$_3$外用薬**	112
項目No.	**22**	**新しい外用薬と従来の外用薬**	114

索 引　125

ココが知りたい！No.1

項目No.12 | 副腎皮質ステロイド外用薬

鉄則！ 迷信よ！色素沈着ステロイド

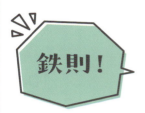
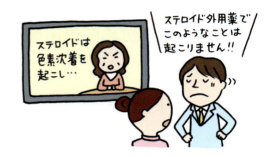

3 bare essentials

1. 副腎皮質ステロイド外用薬は湿疹・皮膚炎群の第一選択薬である．

2. 副作用を正しく理解し，最大の効果で，最小の副作用をもたらす薬剤を選択する．

3. 強さには5ランクあり，それぞれのクラスで職場にある薬剤を熟知すればよい．

副腎皮質ステロイド外用薬とは？

　副腎皮質ステロイド外用薬は，皮膚科領域で最も重要な外用薬である．主として，湿疹・皮膚炎群に用いられ，誰しも一度は使用したことがある薬剤であると考えられる．

　副腎皮質ステロイド外用薬の皮膚への作用は，おおむね以下のとおりである．

- 血管収縮作用
- 膜透過性抑制作用
- 炎症性ケミカルメディエーター遊離抑制作用
- アラキドン酸低下作用
- 免疫抑制作用
- 細胞分裂抑制作用

　要は，副腎皮質ステロイド外用薬は，「皮膚局所の燃え盛る火事に対する，最強の消防車」と考えればよい．

　副腎皮質ステロイド外用薬は，その強さにより5ランクが存在する（**表12-1**）．どのようにして，強さを判定するかであるが，主に薬剤を塗布した際の血管収縮の度合いをみることが多い．報告により，同じ薬剤が違うランクに位置づけられることもあるが，極端に異なることはない．

　表12-1のすべてを記憶する必要はさらさらなく，アナタの職場にある外用薬数種類の強さのレベルを熟知しておけば問題ない．

表12-1　副腎皮質ステロイド外用薬の強さとそれぞれの種類

分類(強さ)	代表的商品名	(濃度)一般名	軟膏	クリーム	ローション	テープ
strongest	デルモベート	(0.05%)クロベタゾールプロピオン酸エステル	○	○	○	
	ダイアコート	(0.05%)ジフロラゾン酢酸エステル	○	○		
very strong	アンテベート	(0.05%)酪酸プロピオン酸ベタメタゾン	○	○	○	
	マイザー	(0.05%)ジフルプレドナート	○	○		
	フルメタ	(0.1%)モメタゾンフランカルボン酸エステル	○	○	○	
	トプシム	(0.05%)フルオシノニド	○	○		
	リンデロン-DP	(0.064%)ベタメタゾンジプロピオン酸エステル	○	○		
	ビスダーム	(0.1%)アムシノニド	○	○		
	ネリゾナ	(0.1%)吉草酸ジフルコルトロン	○	○		
	パンデル	(0.1%)酪酸プロピオン酸ヒドロコルチゾン	○	○	○	
	メサデルム	(0.1%)デキサメタゾンプロピオン酸エステル	○	○	○	
strong	リンデロン-V	(0.12%)ベタメタゾン吉草酸エステル	○	○	○	
	ザルックス	(0.12%)デキサメタゾン吉草酸エステル	○	○		
	アドコルチン	(0.1%)ハルシノニド	○	○		
	フルコート	(0.025%)フルオシノロンアセトニド	○	○	○	
	エクラープラスター	(20μg/cm^2)デプロドンプロピオン酸エステル				○
medium	ロコイド	(0.1%)ヒドロコルチゾン酪酸エステル	○	○		
	キンダーベート	(0.05%)クロベタゾン酪酸エステル	○			
	リドメックス	(0.3%)プレドニゾロン吉草酸エステル酢酸エステル	○	○	○	
	ロコルテン	(0.02%)フルメタゾンピバル酸エステル	○		○	
	アルメタ	(0.1%)アルクロメタゾンプロピオン酸エステル	○			
weak	オイラゾンD	(0.1%)デキサメタゾン	○			
	プレドニゾロン	(0.5%)プレドニゾロン	○			
合剤	リンデロンVG	(0.12%)吉草酸ベタメタゾン・(0.1%)硫酸ゲンタマイシン	○	○	○	
	フルコートF	(0.025%)フルオシノロンアセトニド・(0.35%)硫酸フラジオマイシン	○			
	ケナコルト-AG	(0.1%)トリアムシノロンアセトニド・(0.25%)硫酸フラジオマイシン・(0.025%)グラミシジン	○	○		
	テラ・コートリル	(1%)ヒドロコルチゾン・(3%)塩酸オキシテトラサイクリン	○			
	テトラ・コーチゾン	(1%)酢酸ヒドロコルチゾン・(3%)塩酸オキシテトラサイクリン	○			
	強力レスタミンコーチゾンコーワ	(1%)酢酸ヒドロコルチゾン・(0.1%)塩酸ジフェンヒドラミン・(0.35%)硫酸フラジオマイシン	○			
	エキザルベ	(0.25%)ヒドロコルチゾン・混合死菌浮遊液含有	○			
	オイラックスH	(0.25%)ヒドロコルチゾン・(10%)クロタミトン	○			
	グリメサゾン	(0.1%)デキサメタゾン・(0.2%)脱脂大豆乾留タール	○			

ムダ知識!!

一時，いわゆる民間療法としてのアトピービジネスが全盛を極めた．

手口はおおむね医療機関を悪者にするものであり，難治な疾患を逆手に取ったものである．

言うまでもなく，われわれの免疫能は生きていくうえでなくてはならないものなのであり，それがゆえに免疫が関係する疾患は治療で容易に治らないのである．

ともあれ，その標的になる治療は副腎皮質ステロイド外用薬であることが多かった．

「あなたのアトピーは，ステロイドを塗るから色が黒くなるのです！」「ステロイドをやめてご覧なさい！　だんだんと赤くなってグジュグジュしてきます．これが身体の中からの毒が出ているのです（副腎皮質ステロイド外用薬を中止したために滲出傾向になるのだが，この「全身から毒が出てくる」という表現は極めて多い）」「ステロイドは異物ですから，とても危険なお薬です．こんなにステロイドを乱用するのは日本だけなのですよ！」などが常套句である．

スキル

レベルによる副腎皮質ステロイド外用薬の使い分け

病変の程度や部位により副腎皮質ステロイド外用薬のレベルを使い分けるべきであるが，初心者にはなかなかわかりにくい場合も多い．大雑把に，以下に示した通り把握しよう．

【ストロンゲスト】顔面，陰部以外の高度な接触皮膚炎，湿疹病変など（紅斑が強く，滲出も高度な病変）．

【ベリーストロング】顔面，陰部以外の中等度の接触皮膚炎，湿疹病変など（滲出傾向が少ないもの）．

【ストロング】顔面，陰部以外の痒みを伴う湿疹病変など（滲出傾向のないアトピー性皮膚炎や皮脂欠乏性湿疹など）．

【ミディアム】顔面，陰部の高度な接触皮膚炎，湿疹病変など．

顔面，陰部以外の軽度の痒みを伴う湿疹病変など．

【ウイーク】顔面，陰部の軽度の接触皮膚炎，湿疹病変など．

顔面，陰部以外のごく軽度の痒みを伴う湿疹病変など．

副腎皮質ステロイド外用薬の副作用を知ろう！

副腎皮質ステロイド外用薬の副作用は，熟知しておく必要がある．主な副作用を**表12-2**に示す．

皮膚萎縮や酒さ様皮膚炎，感染症などの副作用を出さないために，症状の軽快とともに，より弱いランクの副腎皮質ステロイド外用薬に適時レベルダウンするべきである．

時に「副腎皮質ステロイド外用薬は副作用があるので，よくなったらすぐに止めて！」などと指導する医療者が存在するが，いきなり止めると皮膚症状は再燃することが多い．徐々に塗布回数を減ずるか，強さをレベルダウンして，患者の皮膚が良好に推移するよう配慮したい．

また，副腎皮質ステロイド外用薬使用時に懸念されるのが，

全身性の副作用である(**表12-3**)．外用は内服に比較し吸収が悪く，下垂体・副腎皮質機能抑制は軽度であると考えられるが，それでも使用する外用薬のレベルにより長期に連用していると副腎機能抑制がかかる．

この点に関しても，全身的副作用を検討したさまざまな報告があるが，最高クラスのストロンゲストの副腎皮質ステロイド外用薬においても，成人で1日5g程度の使用であればおおむね問題ないとされる．

当然，このクラス以下の外用薬であれば，さらに多量塗布が可能であるが，それぞれのレベルの外用薬の安全域を記憶するのは至難の業であるので，まずはどのような外用薬であっても1日5g以下の使用とするように記憶すると便利だ．

ただし，後述するようにアトピー性皮膚炎など，ドライスキンでバリア機能が障害された皮膚からは，より多くの副腎皮質ステロイドが吸収されるため，注意が必要である．

表12-2　副腎皮質ステロイド外用薬の主な局所性の副作用

- 皮膚萎縮
- 痤瘡
- 酒さ様皮膚炎
- 感染症(細菌・真菌・ウイルス)
- 皮下出血
- 多毛
- 接触皮膚炎
- 口囲皮膚炎
- リバウンド

表12-3　副腎皮質ステロイド外用薬の主な全身性の副作用

- 続発性副腎機能不全
- 骨粗鬆症
- 緑内障
- 糖尿病
- 感染症
- 中枢神経症状
- 高血圧
- 無菌性骨頭壊死
- 多毛
- 満月様顔貌
- 白血球増多
- 脱毛
- 中心性肥満
- 筋力低下
- 不眠
- 高脂血症
- 消化管潰瘍
- 痤瘡
- 精神症状
- 白内障
- 皮下出血

メ モ

副腎皮質ステロイド外用薬の主な適応疾患

- 湿疹・皮膚炎群(手湿疹，進行性指掌角皮症，脂漏性皮膚炎を含む)
- 乾癬
- 薬疹・中毒疹
- 痒疹群(虫さされ，ストロフルス，じん麻疹様苔癬，結節性痒疹を含む)
- 紅皮症
- 紅斑症(多形滲出性紅斑，ダリエ遠心性環状紅斑)
- ジベル薔薇色粃糠疹
- 掌蹠膿疱症
- 扁平苔癬
- 慢性円板状エリテマトーデス
- 肉芽腫症(サルコイドーシス，環状肉芽腫)
- 特発性色素性紫斑(マヨッキー紫斑，シャンバーク病)
- 円形脱毛症
- 肥厚性瘢痕・ケロイド
- 悪性リンパ腫(菌状息肉症を含む)
- アミロイド苔癬
- 水疱症(天疱瘡群，ジューリング疱疹状皮膚炎・水疱性類天疱瘡)

スキル

副腎皮質ステロイド外用薬の安全使用量の記憶法

副腎皮質ステロイド外用薬を安全に使用するには，成人の健常皮膚で1日チューブ1本まで！（わが国の副腎皮質ステロイド外用薬の規格は5gが多い）

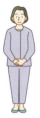

1日1本まで（5g）

■アドヒアランス
患者が積極的に治療方針の決定にかかわり，その決定にしたがって治療を受けること．また，能動的に投薬を遵守すること．簡単に言えば，患者自身が自ら積極的に毎日外用薬をきちんと使用することである．

■びらん
皮膚欠損において，欠損部が表皮内に留まるものを「びらん」とよぶ．病理組織学的には表皮の有棘層までの欠損であり，基底細胞は正常である．このため，原則，跡形もなく治癒する．

副腎皮質ステロイド外用薬の剤形を知ろう！

　副腎皮質ステロイド外用薬の剤形には，後述する軟膏やクリーム（油中水型，水中油型），ローション，スプレー，シャンプーなどがある．このうちクリームは軟膏と同等の効果を得られないものがあり，注意を要する．おおむねクリームのほうが軟膏基剤に比較し，強さは弱いとされる．
　基本的には軟膏を選択すべきであり，顔面や頭部などの塗布部位のアドヒアランスを考慮し，クリームやローションを選択する．乾燥病変などにはクリームが有効であるが，刺激作用を有するのでびらん面に用いてはならない．
　ステロイド軟膏外用で十分な効果が得られない場合は，密封療法が有効である．その場合，ステロイド含有テープ剤を用いると簡便である．

スキル
ステロイド含有テープ剤による密封療法

　ステロイド含有テープ剤は，密封療法（occlusive dressing therapy：ODT）を簡便に行うことができる，極めて有効性の高い治療手段であり，とくに副腎皮質ステロイド軟膏外用で十分な効果が得られない難治性皮膚炎症性疾患に有用である．しかし，ステロイド密封療法の副作用を熟知し，十分な患者指導と経過観察が必要不可欠である．

【密封療法（ODT）】
病変部を密封することにより汗などの水分の蒸散が防止され，そのために角質が軟化してバリア機能が破壊される．さらに毛包内も軟化することでステロイドの浸透が促進されること利用する方法である．実際には，皮疹部にステロイド軟膏を単純塗布後，その部位をポリエチレン薄膜（ラップフィルム）などで密封する．

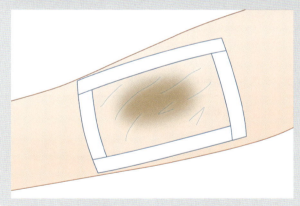

　しかし，この方法は患者にとって手間がかかる方法であり，結果としてアドヒアランスが低下する場合がある．この点，ステロイド含有テープ剤は，患者自らが簡単に密封療法を行うことができる優れた治療法である．
　なお，褥瘡治療で話題となるいわゆる「ラップ療法」とは，あくまで湿潤環境下による創傷治療を安価に行うためにラップを利用することを指し，副腎皮質ステロイド外用薬のODTとは異なる．
　ステロイド含有テープ剤は，ポリエチレンフィルムを基剤として，配合剤であるステロイドが粘着剤で均等に

含有された貼付剤であり，ODTによりステロイドの経皮吸収を促進させる．

現在，わが国で使用可能な製剤は，エクラーである．エクラーは親水性粘着基剤により貼り替え時の皮膚損傷が少ないテープ剤であるが，やや剥がれやすい．

ただし，夏季などは密封による感染症発生の危険も高まるため，注意して使用すべきである．

実際に筆者は，副腎皮質ステロイド軟膏外用療法に抵抗する患者で，顔面以外の皮疹に対してテープ剤の使用を患者自らが希望した場合に使用している．

具体的には入浴後貼付し，夜間はそのまま使用した後，朝に除去するように指導し，連用を避けている．症例により日中は副腎皮質ステロイド軟膏やクリームを使用する．もちろん，テープ剤が整容的な面から有利になる症例ではこの逆でもよい．

手湿疹の亀裂部に炎症と瘙痒がある場合，短期間のテープ剤の使用は患者に好評である．時に長期のテープ剤の使用を希望する患者に遭遇するが，絶えず副作用出現の有無をチェックするべきであり，安易に続けるべきではない．

ワンポイント！

アンテドラッグとは

アンテドラッグとは，局所作用を及ぼした後，体内でより弱いステロイドに代謝される薬剤であり，全身的副作用が弱い薬剤を指す．

ステロイドの構造式の中にフッ素が入っていないのが特徴である．パンデルやリドメックスがこれにあたる．とくに小児などに選択するとよい．

処方例

◆顔面の接触皮膚炎
→ロコイド軟膏　10g
1日2回単純塗布

◆体幹の慢性湿疹
→アンテベート軟膏　30g
1日2回単純塗布

◆ドラッグストアで手に入るアンテドラッグ

セロナシリーズ（軟膏/クリーム）

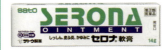 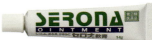
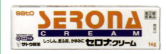 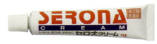

（佐藤製薬株式会社）

【成分・分量】ヒドロコルチゾン酪酸エステル‥0.05%
【用法・用量】1日数回，患部に適量を塗布
【効能】湿疹，皮膚炎，かぶれ，かゆみ，虫さされ，あせも，じんましん

◆製品特長
- ミディアムランクのアンテドラッグステロイド「ベタメタゾン吉草酸エステル」単味製剤
- 患部を保護する軟膏とべたつきの少ないクリーム

その他の副腎皮質ステロイド外用薬

　口腔粘膜用の副腎皮質ステロイド外用薬には軟膏のほか，テープ剤もあり，難治性口内炎などに有用である（**表12-4**）．

　また，抗菌薬と副腎皮質ステロイド外用薬の合剤も発売されている．とくに皮膚科以外での使用が目立つが，耐性菌の問題などもある．可能な限り診断を確定したうえで，副腎皮質ステロイド外用薬および抗生物質含有軟膏をそれぞれ単剤で使用することを，ぜひおすすめする．

　時に，何をみてもリンデロンVG軟膏を使用するヒトがいるが，Gのゲンタマイシン（抗生物質）が本当に必要である場面は意外に少ないものである！

表12-4　口腔内用の副腎皮質ステロイド外用薬

分類	商品名	一般名	剤形
strong	サルコート	プロピオン酸ベクロメタゾン	噴霧用
medium	ケナログ	トリアムシノロンアセトニド	軟膏：0.1% 2g, 5g
medium	アフタッチ	トリアムシノロンアセトニド	貼付剤：0.025mg
medium	アフタシール	トリアムシノロンアセトニド	円形フィルム：0.025mg
weak	アフタゾロン	デキサメタゾン	軟膏：0.1% 3g, 5g
weak	デキサルチン	0.1%デキサメタゾン	軟膏：0.1% 2g, 5g
weak	デスパ	クロルヘキシジン塩酸塩等配合	クリーム：5g

◆市販されている副腎皮質ステロイド外用薬

ベトノバールSシリーズ（軟膏/クリーム/ローション）

（佐藤製薬株式会社）

【成分・分量】ベタメタゾン吉草酸エステル‥0.12%
【用法・用量】1日1～数回，適量を患部に塗布
【効能】湿疹，皮膚炎，あせも，かぶれ，かゆみ，しもやけ，虫さされ，じんましん

◆製品特長
- OTC医薬品では最も強いストロングランクの「ベタメタゾン吉草酸エステル」単剤製剤
- 患部の状態・部位に選べる3剤形．透明なローションは「ストロング」ランクで唯一

メモ

市販されている副腎皮質ステロイド外用薬

　副腎皮質ステロイド外用薬は，薬局でも販売されており，処方箋なしでも手に入れることが可能である．なお処方箋なしで手に入れることができる薬剤をOTC薬とよぶ．OTCとはオーバー・ザ・カウンター（Over The Counter）であり，売り手と買い手が直接に取引する薬剤という意味である．とかく，皮膚科医はこのような薬剤を目の敵にすることが多い．事実，患者が自らの判断でこのような薬剤を不適切に使用することで，重症化させてしまう面も否めない．

　しかし，在宅現場においては，容易に医療用薬剤が手に入らないため，OTC薬が唯一の救いという場面も現実問題として存在する．そのような場合には，薬剤師はもちろん看護師がぜひOTC外用薬の適切使用を順守するよう指導していただきたいものである．OTC薬も看護師の知的ケアで適切に使用すれば強力な治療手段となる．

ココが知りたい！No.2

項目No.9 外用薬の塗布方法

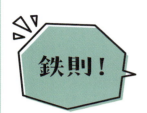

鉄則！ 擦り込まず横に広げる外用薬

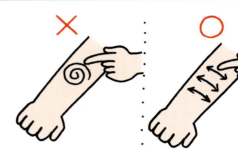

3 bare essentials

1. まず，外用薬の添付文書を確認し，「塗布」か「塗擦」を確認する．

2. 原則皮膚の溝に沿って，横方向に塗布する！

3. 患者には，必ず具体的にわかりやすい塗布方法を優しく笑顔で指導する．

外用薬の正しい塗布方法

　外用薬の塗布法は，意外と奥が深いものである．軽視しがちであるが，まず外用薬に限らず薬剤を使用する際には，1度でいいから添付文書を熟読することをおすすめする．

　外用薬の塗布方法には「塗布(とふ)」と「塗擦(とさつ)」がある．ご存知だろうか？　まず，この違いを確認したい．

　塗布とは文字通り皮膚表面に塗る行為であり，愛護的に皮膚表面に外用薬を伸ばすイメージである．

　これに対し，塗擦とは皮膚に擦り込む行為であり，筋肉痛，腰痛など皮膚内部に疾患がある場合に適応となる．

　皮膚疾患に用いる外用薬は，おおむね「塗布」が多いものの，活性型ビタミンD_3外用薬では「塗擦」の場合があり，注意すべきである．

　時にどんな軟膏でも「皮膚に擦り込んでください！」と使用する看護師が存在するが，これは誤りである．むしろ，皮膚科領域の外用薬は「塗布」の場合のほうが多い．

　塗布方法にも種類があり，実際の臨床現場では，①単純塗布，②重層療法，③密封療法，の3つの方法を知っておくとよい．

①単純塗布（図9-1）

　文字通り外用薬を，ただ塗るだけである．上述した「塗布」と「塗擦」に注意する．外用薬は後述する適量を踏まえ，皮溝に沿い，横方向に塗布する．

図9-1　単純塗布

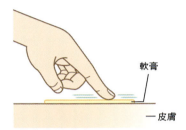

塗布と塗擦の違いに注意し，皮溝に沿って横方向へ塗布する．

②重層療法（図9-2）

　軟膏を塗った上に，別の種類の軟膏を塗りガーゼで覆う方法．一般に，亜鉛華軟膏や亜鉛華単軟膏をガーゼもしくはリント布に伸ばし，外用薬を単純塗布した上に貼付する場合が多い（図9-3）．

　痂皮の除去や，びらん面の保護としても有効である．亜鉛華軟膏をリント布に塗布したものがボチシートとして市販されており，手軽であり有用性が高い．ボチシートは1枚が5cm×5cmの範囲に亜鉛華軟膏5gが塗布されており，自作する場合には参考になる．

図9-2　重層療法

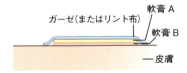

軟膏を塗った上に別の種類の軟膏を塗り，ガーゼやリント布で覆う．

メモ

ボチシート

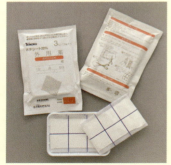

（帝國製薬株式会社）

　亜鉛華軟膏を重層療法する際に取り扱いやすいよう，貼付剤型にした亜鉛華軟膏！　看護師がいちいちリント布やガーゼに伸ばす必要がなく便利．

　ボチシート1枚中（10cm×15cm）に亜鉛華軟膏30gが塗布されている．使用時は患部の大きさに合わせてカットして貼付することができるため大変便利！　面倒な重層療法も，比較的容易に行うことができる！

図9-3　亜鉛華軟膏の伸ばし方

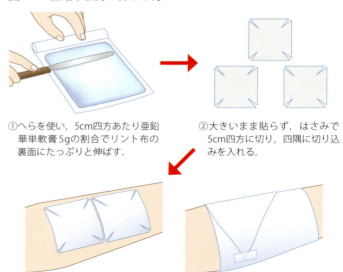

①へらを使い，5cm四方あたり亜鉛華単軟膏5gの割合でリント布の裏面にたっぷりと伸ばす．

②大きいまま貼らず，はさみで5cm四方に切り，四隅に切り込みを入れる．

③滲出液が排出されるよう，1〜2mm隙間をあけて貼付し，ガーゼ固定する．

③密封療法（図9-4）

　軟膏を塗った上からポリエチレン薄膜で密封する方法である．報告により異なるが，副腎皮質ステロイド外用薬の吸収率が6倍程度に上がるとされ，効果が期待できる．

　この点，テープ剤を使用すると手軽に密封療法が実践できる．また，手湿疹の治療として，夜間睡眠時のみワセリンをたっぷり塗りラップで覆うなどの工夫も有効である．

図9-4　密封療法

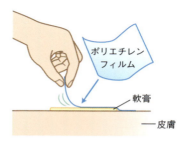

軟膏を塗った上からポリエチレン薄膜で密封する方法．

スキル

　使用量に関して，副腎皮質ステロイド外用療法の患者指導において，有用な概念が「フィンガーティップユニット（FTU）」である（図9-5）．1FTUは，チューブ型の軟膏を指の先端から第1関節まで出した量を指し，約0.5gに相当するとされる．この量を大人の手掌2枚に相当する面積に塗布するのが適量である（図9-6）．

図9-5　フィンガーティップユニット（外用薬の使用量の目安）

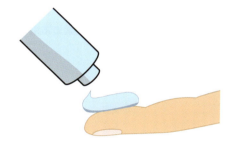

5gチューブは，人差し指で第一関節までの長さだけ指にとる＝約0.5g．
0.5gで，手掌×2枚分くらいの広さに塗るのが適量．
5gのチューブ1本で，手掌×20枚分の面積の皮膚に塗ることができる．

図9-6　軟膏の塗り方指導（フィンガーティップユニット）

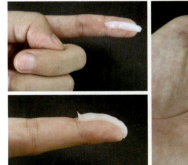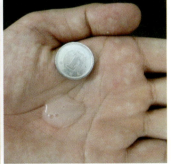

　ローション剤では1円玉の大きさであり，さらに容器に入った外用薬では，おおむね大豆1個分の形状を呈するので，覚えておくとよい（図9-7）．
　実際には，まず患者の皮膚（患者が観察できる前腕や腹部などがよい）における手掌2枚分を確認する．その後，実際に患者が用いる軟膏を大豆1個分とり，その範

> **ムダ知識!!**
>
> 大豆1個分とあるが，この場合の大豆はスーパーマーケットで売られているおつまみ用の大豆を想定している．
> 右の写真は筆者の作であるが，SDGsが叫ばれる世の中，食料資源を無駄にせぬよう，撮影後はビールとともにきちんといただきました！

> **ムダ知識!!**
>
> 本項は他の成書同様，"1FTUは，チューブ型の軟膏を指の先端から第1関節まで出した量を指し，約0.5gに相当する"と記してあるが，厳密な意味ではこれは誤りなのである！
> そもそもFTUの概念は海外で生まれたものであり，外用薬のチューブもわが国とは異なる．わが国の副腎皮質ステロイド外用薬はおおむね1本5gと小さいので1FTUをとっても，0.3g程度なのである！　この事実から，FTUの概念を否定する皮膚科学者も確かに存在する．
> しかし著者は，それでもこの概念を用いて外用療法指導をしている．患者には具体的にわかりやすい使用量を提示することが重要である！　1錠，2カプセルなどと目に見える形ではない外用薬を「適量使用してください！」と言うのは，何も指導しないのと同じであると信じているからである！

図9-7　副腎皮質ステロイド薬の目安

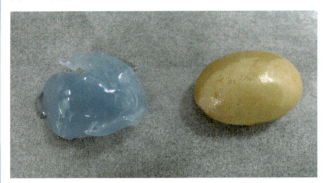

容器に入った副腎皮質ステロイド外用薬では，大豆1個分が1FTUの目安となる．

図9-8　実際の副腎皮質ステロイド外用薬塗布指導方法①

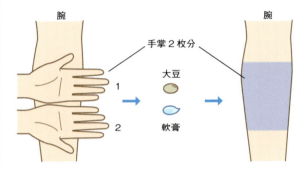

実際に患者の皮膚（患者が観察できる前腕や腹部などがよい）における手掌2枚分を確認する．その後，実際に患者が用いる軟膏を大豆1個分とり，その範囲に可能な限り皮溝に沿って軽く塗り伸ばすように指導する．

図9-9　実際の保湿剤塗布指導方法②

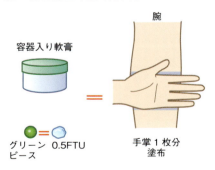

容器入りのものでは，軟膏0.3g（つまり0.5FTU）がおおむねグリーンピース1個分の形状に類似するので，この量を手掌1枚分の面積に塗布するように指導する．

図9-10　実際の保湿剤塗布指導方法③

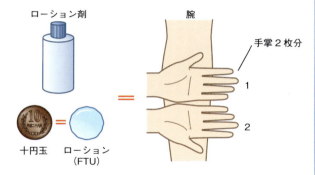

ローション剤では10円玉1枚分が手掌2枚分となる．

囲に可能な限り皮溝に沿って軽く擦りこむように指導する（**図9-8**）．

　保湿剤として用いられることが多いヘパリン類似物質（ヒルドイド）に関しては，1FTUより約2～3割増に相当する量が適量である．つまり，おおむね0.3gを手掌1枚分の面積に塗布することになる．ローション剤では0.6g強が10円玉の大きさである．

　また容器入りのものでは，軟膏0.3g（つまり0.5FTU）がおおむねグリーンピース1個分の形状に類似するので，この量を手掌1枚分の面積に塗布するように指導する（**図9-9**）．ローション剤では10円玉1枚分が手掌2枚分となる（**図9-10**）．

　なお，ヒルドイドソフト軟膏の25gチューブは第2指の先端から第1関節まで出した場合，おおむね0.6g（つまり1FTU）となり，患者指導にも非常に理解しやすい．

　さらに，外用薬を塗布した後の皮膚が少し光って見え，ティッシュペーパーが数秒間付着し，その後ハラリと落ちる程度が適量と補足する．

　また，保湿剤は入浴後10分以内に塗布すると浸透の面から，より効果的である．

⭐ ワンポイント!

サンスクリーンの適量は？

　サンスクリーンの適量はどうだろうか？　一般にサンスクリーンはパール2個分を顔全体に塗布することが推奨されている．大まかに覚えるならば，副腎皮質ステロイド外用薬は大豆1個分を手掌2枚の領域に，保湿剤はグリーンピース1個分を手掌1枚の領域に，サンスクリーンはパール1個分を顔半分に塗る，と覚えるとよい．

ココが知りたい！No.3 項目No.13 抗真菌外用薬

鉄則！ 迷うなら極力避けよ真菌薬

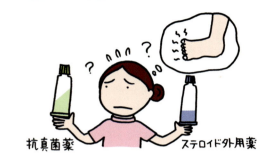

3 bare essentials

1. 白癬や皮膚カンジダ症の表在性真菌症のほとんどは外用療法で治療できる．

2. 抗真菌外用薬はクリーム剤が多く，びらんしている病変部での使用は，その刺激性を注意したい．

3. 極力診断を確定させたうえで，使用する．湿疹と迷う場合は副腎皮質ステロイド外用薬を優先する！

診断プロセスの鉄則を知ろう！

抗真菌外用薬に関しては，看護師（とくに在宅現場）が最も迷うことの多い分野である．しかし，診断が確実であれば，多くの場合は外用療法で治癒に導くことが可能な疾患でもある．

抗真菌外用薬も奥は深いが，通常の治療では覚えるべき外用薬の種類も少なく，基本を押さえれば確実な治療が可能である．そこでまず，白癬やカンジダ症の診断プロセスの鉄則を確認したい．

①必ずKOH法による直接鏡検により菌糸を確認し，診断を確定する（図13-1〜3）．
②病変部の状態に応じた基剤を有する外用薬を選択し，塗布する．
③患者に毎日1日1回必ず外用するよう指導する．この場合，病変部の保清とともに，病変部より広い範囲に塗布するように指導したい．

白癬は爪白癬などを含む角質増殖型を除けば，外用療法で治癒が期待できる．また，カンジダ症も外用療法がよい適応となる．

スキル

皮膚真菌症において，苛性カリ（KOH）を用いた直接鏡検法は，真菌を検出し診断するための検査であり，外来診察時に短時間で手軽に診断が可能である．そのエッセンスをここで確認したい．

①方法（図13-1）

皮疹部より採取した鱗屑，爪片，毛，粘膜などの試料をスライドグラス上に載せ，10〜30％KOHを数滴たらしカバーグラスをかぶせる．この状態で数分間静置する．この間，アルコールランプなどを用いて加温すると時間の短縮が可能である．その後，カバーグラスを軽度圧迫し，顕微鏡で観察する．観察する際には，コンデンサーレンズを絞り込むと，真菌の輪郭がより鮮明となり観察しやすい．まず100倍で観察し，真菌要素を確認した後，400倍で形態を詳しく観察する．

図13-1　苛性カリ（KOH）を用いた直接鏡検法に必要な検査物品

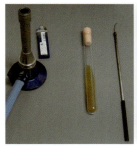
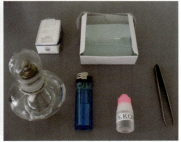

②所見

KOH法が診断に有用であるのは主に浅在性皮膚真菌症の白癬，カンジダ，癜風である．

1）白癬

比較的スムーズに伸びる菌糸であり，隔壁を有する（図13-2）．しかし，隔壁部でのくびれはない．時に分節胞子が観察され，カンジダとの鑑別に有用な所見である．

2）カンジダ

菌糸は隔壁をもたず，屈曲する傾向がみられる．またソーセージ様にくびれた構造が見られる．菌糸から分芽胞子が観察され，時に胞子塊を形成する．

■苛性カリ（KOH）
水酸化カリウムともよばれる．硬くもろい白色の結晶で，カリウムの水酸化物であり，カリウムイオンと水酸化イオンよりなるイオン結晶である．

エピソード

KOH法を行い，時に看護師とともに観察をすると「先生，カビが動きません！」と言われることがある．虫のごとくウヨウヨ動くものではないので安心されたい．そんな不気味な検査法など，そうそう本には書きません！

ムダ知識!!

白癬を持つ患者のケアを行う看護師からよく聞かれる質問として「素手でケアするとうつりますか？」が多い．たとえ，白癬が手に付着してもきちんと手洗いを行えば，白癬は感染することはないので安心してよい．白癬がうつるのは，風呂場のマットやタオルであり，入浴中にうつることはないのである．

■鱗屑

角層が蓄積した結果，白色のいわゆる"フケ"様物質が付着した状態のこと．皮膚が乾燥したときにもみられる．

図13-2 白癬の直接鏡検所見

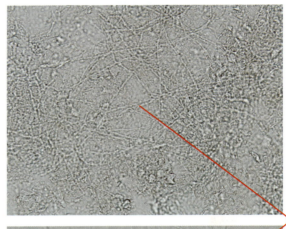
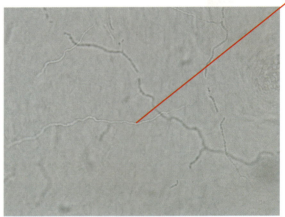
菌糸

③検体の採取における注意点

皮疹から鱗屑などの検体を採取する場合には，真菌が豊富に存在する部位を推定し検査に供する．

白癬の場合，皮疹中央部より辺縁部の鱗屑を薄く剥がし，検体とするほうが検出率は高い（**図13-3**）．

小水疱を混ずる場合には，小水疱の水疱蓋(すいほうがい)を切り取り，その水疱蓋を鏡検することで高率に真菌要素が検出できる．爪白癬は爪甲と爪床の間を爪母方向に菌は侵入していく．このため，爪の先端のみではなく，できるだけ爪母側からも検体を採取し，鏡検するとよい．

頭部白癬の場合には，病巣内に残存する病毛を抜き，皮膚に埋没している部分を鏡検する．

一方，カンジダでは紅斑を呈することが多いが，この場合でも中央ではなく辺縁部の鱗屑を薄く剥がし，検体とするのがよい．癜風では皮疹をメスで擦ると多量の粃糠様鱗屑(こうようりんせつ)が得られ，これを検体とする．

図13-3　検体採取法

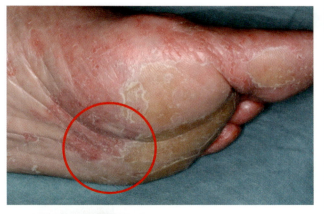
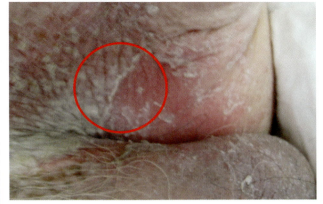

皮疹中央部より辺縁部(○印)の鱗屑を薄く剥がす．

爪白癬

　爪白癬は，爪甲および爪床に真菌が感染することで，爪甲の肥厚，白濁，脆弱化や爪甲剥離がみられる．発生機序より遠位側縁爪甲下真菌症(Distal and lateral subungual onychomycosis：DLSO)，表在性白色爪真菌症(Superficial white onychomycosis：SWO)，近位爪甲下爪真菌症(Proximal subungual onychomycosis：PSO)，全異栄養性爪真菌症(Total dystrophic onychomycosis：TDO)の4つの病型に分けられることが多い．

　爪白癬の診断もKOH法による直接鏡検を行うことで菌糸を確認することが基本であるが，最近白癬菌抗原キットが使用可能となり，診断の補助として有用である．

　本キットは抗白癬菌マウスモノクローナル抗体を固相化したニトロセルロースメンブレンを用いた爪中の白癬菌由来抗

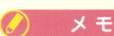

白癬なら…
ゼフナートクリーム

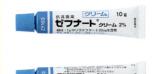

(鳥居薬品株式会社)

　リラナフタート2%クリームであり，クリームの基剤はO/W型親水性基剤である．本文中にもある通り，白癬であれば有効性が高い．真菌の種類は当然真菌培養をしてみなければわからないのであるが，皮膚科医はKOH法である程度判断が可能である．白癬と判断し，本剤を使用することこそ，まさに皮膚科の職人芸である!!

表13-1 抗真菌外用薬

	商品名	一般名	剤形	回数	白癬	カンジダ	癜風	脂漏性湿疹
イミダゾール系	エンペシド	クロトリマゾール	クリーム：1%，液：1%	1日2～3回	○	○	○	
	オキナゾール	オキシコナゾール硝酸塩	クリーム：1%，液：1%	1日2～3回	○	○	○	
	マイコスポール	ビホナゾール	クリーム：1%，液：1%	1日1回	○	○	○	
	ニゾラール	ケトコナゾール	クリーム：2%，ローション：2%	1日1回	○	○	○	○
	アトラント	ネチコナゾール塩酸塩	軟膏：1%，クリーム：1%，液：1%	1日1回	○	○	○	
	アスタット	ラノコナゾール	軟膏：1%，クリーム：1%，液：1%	1日1回	○	○	○	
	ルリコン	ルリコナゾール	軟膏：1%，クリーム：1%，液：1%	1日1回	○	○	○	
	ルコナック爪外用液	トリコナゾール	液：5%	1日1回	○*			
チオカルバメート系	ゼフナート	リラナフタート	クリーム：2%　液：2%	1日1回	○			
ベンジルアミン系	メンタックス	ブテナフィン塩酸塩	クリーム：1%，液：1%，スプレー：1%	1日1回	○		○	
モルホミン系	ペキロン	アモロルフィン塩酸塩	クリーム：0.5%	1日1回	○	○	○	
アリルアミン系	ラミシール	テルビナフィン塩酸塩	クリーム：1%，液：1%，スプレー：1%	1日1回	○	○	○	
トリアゾール系	クレナフィン爪外用液	エフィコナゾール	液：10%	1日1回	○*			

＊適応は「爪白癬」のみ

原を検出するイムノクロマト法キットである.

　本キットは,爪白癬の診断を簡便に行うことができるが,日本皮膚科学会では『爪白癬は基本的には皮膚科医が診療することが望ましい疾患と考える.非皮膚科医が爪白癬の診療を行う場合でも,本キットは KOH 直接鏡検の補完として使用されるべきである.やむを得ない事情で本キットを最初から使用する場合は,その理由を詳記し,結果が陽性の場合は皮膚科への診療依頼を検討すべきと考える』との見解が出されている.

抗真菌外用薬の種類と選択法を知ろう！

　抗真菌外用薬には種々の種類が存在する(**表13-1**)が,基本イミダゾール系を選択すべきである.抗菌域が広く,白癬のみならず,カンジダ症,癜風にも有効である.

　さらに,比較的新しい薬剤であるアスタットやルリコンは白癬への抗菌活性が強化されており,有用性が高い.イミダゾール系以外のゼフナートやラミシールも有効であるが,とくにゼフナートはカンジダ症と癜風には保険適用がない.白癬が確実な場合に用いる.

　塗布は原則1日1回,患部に単純塗布するが,病変部周囲に比較的広範囲に塗布するように指導する.使用は入浴後がよいと思われるが,必ずしも必須ではなく患者の使用しやすい時間でよい.要は,1日1回必ず外用してもらうことである.

　抗真菌外用薬の剤形はクリームが一般的である.クリームは使用感に優れているが,びらん面などに塗布する場合,最も安全性が高いのは軟膏である.このほか,液剤は爪白癬などに用いられ,使用感や浸透性に優れるものの,刺激感を伴うことがあり注意を要する.抗真菌外用薬でユニークなのはスプレー剤の存在であり,塗布が簡単である.

　他方,皮膚カンジダ症の場合は,病変部の保清と乾燥を心がける.口腔内カンジダ症の場合にはフロリードゲルを口腔内で数分間全体になじませた後,内服する.また,外陰膣カンジダ症では,膣剤を併用する.癜風では,イミダゾール系抗真菌外用薬を2週間程度塗布する.

　爪白癬に特化した外用薬も使用可能である.クレナフィン爪外用液とルコナック爪外用液がこれにあたり,爪甲への浸透性が改良され,有用性が高まった.爪に特化した外用薬で

あり，爪の周囲皮膚についた場合など，刺激性から接触皮膚炎を発症することがあり，注意を要する．

スキル

高齢者で多数の内服薬を使用している場合や，肝機能障害がある患者など，抗真菌内服薬が使用できない場合，とくに爪白癬の治療には難渋する．液剤を用いるが，なかなか浸透しない場合もあり，とくに肥厚した爪は治療が難しい．

この場合，尿素軟膏などで密封療法を行い，抗真菌外用薬を塗布するとよい．手技的には比較的簡単である．

処方例

◆通常の白癬
ルリコンクリーム　10g
1日1回単純塗布

◆浸軟やびらんを有する白癬
アスタット軟膏　10g
1日1回単純塗布

◆爪白癬の時
ルコナック爪外用液　10mL
1日1回単純塗布

オススメしたい！この製品　ルリコン

（サンファーマ株式会社）

未だOTC化されていないイミダゾール系抗真菌外用薬．

ルリコナゾールは，ジチオラン骨格を持つ新規イミダゾール系の化合物．光学活性を持つ初めての外用抗真菌薬である．広い抗真菌スペクトルを持ち，強い抗真菌活性を示す．とくに，皮膚糸状菌に対しては現在のイミダゾール系外用抗真菌薬の中で最も強い抗真菌活性を持つ．

ルリコンは，足白癬に対し2週間，生毛部白癬，皮膚カンジダ症，癜風に対しては1週間の薬剤塗布で優れた臨床効果を示した．

抗真菌外用薬のOTCを知ろう！

　抗真菌外用薬はOTC（over the counter）として市販薬も多数存在する．在宅患者など，とくに皮膚科医へのアクセスが困難な場合には，真菌症であるのか，湿疹・皮膚炎群であるのか判断に迷うことも多い．

　この場合，どちらを先に治療すべきか迷うこともあるかと思われるが，優先すべきは断然湿疹・皮膚炎群の治療，すなわち副腎皮質ステロイド外用薬を使用すべきである．

　その理由は，難治で悪化してしまい，皮膚科医にコンサルテーションした場合，先に抗真菌外用薬を使用していると，真菌検査で陽性所見が得られなくなり，正しい診断に至らないためである．

　逆に，副腎皮質ステロイド外用薬を先に使用していれば，その局所免疫抑制作用により，真菌は増殖することから容易に診断に至ることができる．

スキルアップ！

クレナフィン爪外用液10%

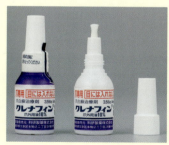

（科研製薬株式会社）

　抗真菌薬で久々に発売されるタイプの薬剤である．爪白癬に特化した，従来にはない薬剤である．トリアゾール系化合物であるエフィナコナゾールを主成分とした本剤は，直接ハケのような構造で爪に使用する，使用方法もユニークな薬剤であり，その有効性が期待される．なお，本剤は皮膚科医による爪白癬の診断が必要となっている．

スキル

　在宅などで，カンジダ症などの治療をしたいが，医薬品の処方が難しい場合には，抗真菌薬含有の合成洗剤やシャンプー，リンスが市販されており便利である．コラージュフルフルは，シャンプー，リンスが脂漏性皮膚炎の補助治療として市販されており，非常に有効性が高い．

　最近では，男性用シャンプーも発売され，使用者の嗜好にあった選択ができる．また，石鹸も発売されており，失禁患者のオムツ部などでは，腸管常在菌であるカンジダが発生しやすくなるため，洗浄に用いるのも一法である．

メモ

脂漏性皮膚炎の保険適用

脂漏性皮膚炎は頭部や顔面に好発する湿疹性病変であるが，その発症には毛包内に存在する真菌が関与するとされている．このためイミダゾール系抗真菌外用薬であるニゾラールには脂漏性皮膚炎の保険適用がある．

オススメしたい！この製品　コラージュフルフル泡石鹸，液体石鹸

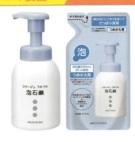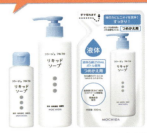

(持田ヘルスケア株式会社)

在宅現場などでは，容易に抗真菌薬を処方して使用することが不可能な場合があり，実際この点を悩む看護師も多い．当然，医師がきちんと真菌症を診断し，薬剤を処方してくれればいいのであるが，実際は皮膚に無頓着な他科の医師も多いと聞く．このような場合，OTCで有効な製品が，抗真菌薬を含有する製剤である．

コラージュフルフル石鹸は，細菌に対しトリクロサン，真菌に対しミコナゾール硝酸塩を配合した石鹸であり，カンジダ感染症を含む陰部洗浄や褥瘡周辺部位の洗浄，その他，フットケア，顔面脂漏性皮膚炎の清潔保持，カンジダ菌・癜風菌・白癬菌感染が考えられる陰部以外全身の清潔保持に使用可能である．

コラージュフルフルヘアケアシリーズ

オススメしたい！この製品　コラージュフルフルネクストシリーズ

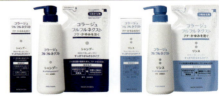

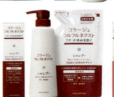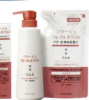

(持田ヘルスケア株式会社)

コラージュフルフルネクストは，頭皮がとくにデリケートに傾いている方やフケ・かゆみに悩む方に使用可能な低刺激性シャンプー・リンスである．使用感によってすっきりさらさらタイプとうるおいなめらかタイプから選択可能である．これまでの製品はシャンプーのみにミコナゾール硝酸塩が配合されていたが，本シリーズではリンスにもミコナゾール硝酸塩が配合されていることから，シャンプー剤の処方薬にて洗髪されている期間の真菌対策として併用が可能である．

オススメしたい！この製品　コラージュフルフルプレミアムシャンプー

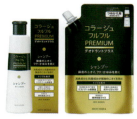

（持田ヘルスケア株式会社）

　ニオイが気になる方に使用可能な製品がコラージュフルフルプレミアムシャンプーである．有効成分にミコナゾール硝酸塩とオクトピロックスに加えて，消臭有効成分として緑茶乾留エキスを配合している．コンディショニング成分を配合し，シャンプーのみでもなめらかな仕上がりとなる．フルーティフローラルの香りが特徴的．

オススメしたい！この製品　コラージュフルフルスカルプシャンプー

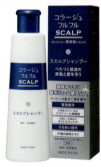

（持田ヘルスケア株式会社）

　過剰な皮脂分泌により頭皮のべたつく皮脂を持つ方に使用可能な製品がコラージュフルフルスカルプシャンプーである．メントールを配合し爽快感が得られ，マリンシトラスの香りが特徴的．コンディショニング成分を配合し，シャンプーのみでもなめらかな仕上がりにまとまる．

項目No. 1 皮膚の構造と外用療法

ココが知りたい！No.4

鉄則！ 縦でなく横に塗布する外用薬

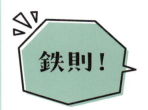
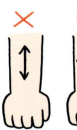
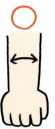
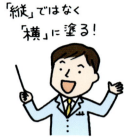

「縦」ではなく「横」に塗る！

3 bare essentials

1. 外用薬の吸収経路は3つ！
2. 正常な皮膚の最外層は皮脂膜！
3. 角層と皮脂膜が外用薬の敵！

外用療法を行ううえで，皮膚の構造を知ることは塗布方法などを理解するために必要不可欠な知識である．しかし，解剖などというものは，細かく見ていくと暗記事項も多く，すぐ頭がパンクするものである．

本書はあくまで入門編であるという位置づけから，皮膚の構造も思いっきり簡略化し，外用療法に関係のある項目のみに絞って勉強しよう．

皮膚表面

外用薬は皮膚表面に塗布することで，薬剤が吸収される．その表面は平滑ではなく，多数の溝がみられる．この溝を皮溝とよぶ．皮溝は浅いものと深いものが存在する．浅い皮溝で囲まれる領域を皮丘とよび，それより大きな範囲で深い皮溝によって囲まれる領域を皮野とよぶ（図1-1）．

また，皮膚表面には毛孔と汗孔が開口している．皮溝の走行は身体各部位により一定方向に決まっている．

皮膚の組織学

次に皮膚を縦方向にみてみよう．皮膚は表面から順に，表皮，真皮，皮下組織に分かれ，これ以外に毛孔などの付属器が存在する．

外用療法では，表面に塗布された外用薬が表皮から吸収さ

図1-1　皮膚表面

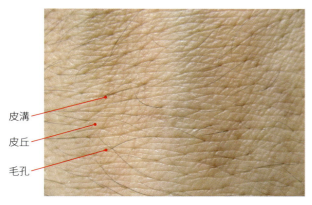

皮溝
皮丘
毛孔

皮膚表面には多数の溝（皮溝）がみられる．浅い皮溝で囲まれる領域を皮丘とよび，深い皮溝で囲まれている領域を皮野とよぶ．

図1-2　皮膚の構造

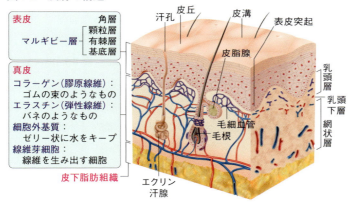

れ，真皮レベルにまで達することで効果を発揮する．このため，本書では，表皮と真皮，付属器のみについて解説する．

①表皮の構造（図1-2）

　表皮はたとえると，ブロック塀を想像するとよい．ブロック塀は頑丈なコンクリート製のブロック同士がセメントでしっかり固められて外敵から家を守っている．表皮のブロックにあたるものは角化細胞とよばれる．

　角化細胞は，下から順に基底層，有棘層，顆粒層，角層と4種に分けられる．このうち角層は死んだ細胞であり，表皮の角化細胞はあたかも自らを犠牲にして外敵からわれわれを守ってくれる，"けなげな！"細胞なのであるが，一方，外用薬の侵入も防ぐこととなる．

メモ

表皮細胞の寿命

　表皮細胞は，絶えず入れ替わりながらアナタの身体を守っている．基底細胞は19日毎に分裂し，そのうち1個が有棘層として表面方向にあがる．後はトコロテン式に押し出され，最終的に1か月半で角層から脱落し表皮は生まれ変わるのだ！

また，表皮には，表面に皮脂膜，細胞間天然保湿因子とセラミドが存在し，保湿能に関与している．このうち皮脂膜は，さまざまな部位で作られる脂により構成される．脂腺由来のトリグリセライド，スクアレン，ワックスエステルなど，細胞膜由来のコレステロールエステル，遊離コレステロールなど，細胞間由来の脂肪酸，スフィンゴ脂質などが主成分として，外界からの遮断作用を発揮する．

いってみれば目に見えない手袋であり，実は外用薬を塗布しなくても正常な人は脂で覆われているのである！ 油でできた軟膏を塗布することが，生理的に近いことがおわかりいただけよう．

真皮は膠原線維（コラーゲン）を多量に含む厚い組織であり，表皮の約40倍の厚さにまで達する．「シワ」は真皮の変化が原因であり，女性にとっては若々しくケアしたい部分である．

真皮は乳頭層，乳頭下層，網状層に分けられる．

乳頭層は表皮との間に食い込んでいる部分（表皮が延長している部分を「表皮突起」とよぶ）で，毛細血管や知覚神経終末が存在する．その直下を乳頭下層とよび，ここまでは比較的線維成分が少ない．その下から皮下脂肪組織までを網状層とよぶ．真皮の大部分を占めており，線維成分が多い．

②付属器

これ以外の毛包脂腺と汗腺を合わせて付属器とよぶ（図1-3）．毛とそれを取り囲む毛包から構成される．また，毛包には脂腺が開口する．

図1-3　付属器

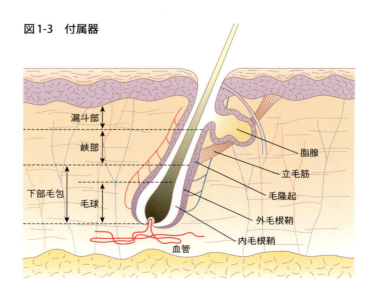

> **ムダ知識!!**
>
> **コラーゲン入り化粧品**
>
> コラーゲンはとても大きい分子量を持つ．コラーゲンはそのままの形で表面から真皮に入れるのは，例えていうならざる蕎麦のざるに開いたあの小さな孔の中を，ミカンでも通そうという曲芸なのである！ もっとも，Mr.マリックなどであれば，容易に成し得てしまうのかもしれないが，マジシャンでない看護師の皆様はくれぐれもご注意を！

エクリン汗腺は，いわゆる汗を作る腺である．汗は1日に700〜900mLも作られている．エクリン汗腺は全身にくまなく分布している．

他方，アポクリン汗腺とは，いわゆる動物でいうフェロモンを作る腺である．腋窩，乳輪，外陰部など限られた部位に存在する．

外用薬の吸収

表皮における外用薬の吸収経路は以下の3経路がある（図1-4）．

- 角層の細胞を直接
- 細胞間隙
- 付属器経由

図1-4　外用薬の吸収経路

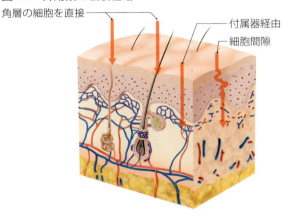

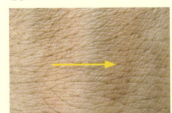

ワンポイント！

外用薬の塗布する方向

外用薬は皮溝に沿って（→方向）塗るとよい．

外用薬吸収において，角層および皮脂膜が最大のバリアとなる．この点，入浴後や清拭後に外用薬を塗布するのはリーズナブルであるといえる．

なお，ドライスキンなど皮脂が少ない皮膚においては吸収が亢進することが理解できる．外用薬が表皮から吸収される場合，表皮が薄いほうがより容易に真皮に到達する．

このため，高齢者の皮膚のほうが吸収にとって有利であるとともに，組織学的には皮溝の部位は他の部位に比較し表皮が薄いため吸収に有利である．

皮溝から吸収を促すためには，外用薬は皮溝に沿って塗布するほうがよく，原則，外用薬は体表においては横方向に塗布する（ワンポイント！参照）．

項目No.2 全身の皮膚と外用薬の吸収

ココが知りたい！No.5

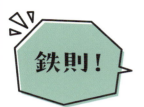

鉄則！ ステロイド 陰部と顔面 要注意

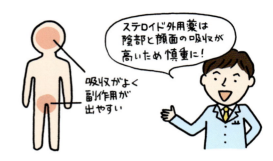

3 bare essentials

1. 吸収される薬剤の分子量は小さい！
2. 部位により外用薬の吸収は異なる！
3. 外用薬の種類によっても吸収は異なる！

部位による吸収の差を知ろう！

　皮膚は皮下脂肪組織を加えると，体重の約15％に及ぶ人体最大の臓器である．

　皮膚は人体をくまなくすっぽり覆い，過酷な外界環境から内臓を守る健気な臓器であるが，その面積は各個人の手掌100枚分である．つまり，ヒトの体表面積の1％はそのヒトの手掌1枚分であり，記憶しておくと便利である．

　皮膚の厚さは1.5～4.0mmであるが，部位により異なり，眼瞼や包皮・小陰唇内側が最も薄く，手掌・足底が最も厚い．このため，部位により外用薬の吸収に大きな差が出ることが明らかとなっている．

　仮に前腕を1とした場合，吸収がよりよいのは外陰部で，実に前腕の42倍に及ぶ（図2-1）．

　また，顔面も吸収がよい．これに対し，手掌足底は表皮も厚いうえに毛包もなく，吸収が悪い．

　仮に同じ強さの副腎皮質ステロイド外用薬を用いた場合，前腕に比較し，陰部や顔面では吸収が高くなってしまうので，効果も高くなる半面，副作用も出やすくなってしまう．

　時にいかなる部位の皮膚病変にも「リンデロンVG！」と指示を出す医師がいるが，当然好ましい選択ではない．

図2-1 部位別吸収率

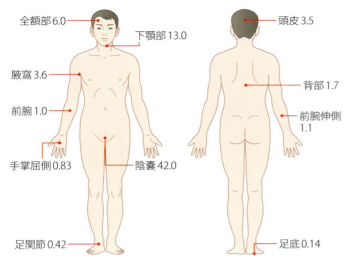

部位により皮膚の厚さが異なるため，外用薬の吸収に大きな差が出る．

薬剤の大きさによる経皮吸収の違い

薬剤の大きさも，経皮吸収には大きく関係する．当然，薬剤の大きさなどは目に見えるわけではないので，通常処方可能な外用薬を使用する限りにおいては問題がない．

一般に健常皮膚においては，分子量が500を境にそれより大きいと角層からの吸収性が低下することが知られている（**図2-2**）．現在市販されている外用薬は，このような低分子である．

しかし，たとえばこの世に存在するコラーゲン入りの化粧品など，「これを使えば皮膚の中にあるコラーゲンがメキメキ増えます！」などと通販のインチキオヤジが絶叫し，スタジオの奥様方の歓声と拍手があがるが，そもそもコラーゲンそのものは分子量が30万もあり，表皮からの吸収は困難である．

図2-2 経皮吸収性と500ダルトンルール

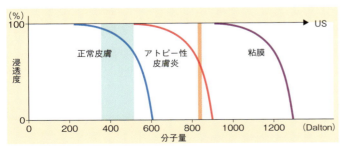

一般に健常皮膚においては，分子量が500を境に，角層からの吸収性が低下する．
Bos JD, et al：Exp Dermatol, 9(3)：165, 2000.より改変

ワンポイント！

副腎皮質ステロイド外用薬の注意点

副腎皮質ステロイド外用薬などでは，とくに次の3点に注意する．

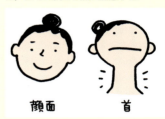

- 角層の薄い部位（顔面，首など）では吸収が高くなる．

- 乳幼児や高齢者では角層が薄いため吸収率が高くなる．

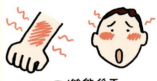

- アトピー性皮膚炎やドライスキンなどバリア機能が低下している皮膚では吸収が高くなる．

> **メモ**
>
> **病変部位だけに吸収される！「タクロリムス軟膏」**
>
> アトピー性皮膚炎治療薬のタクロリムス軟膏（プロトピック軟膏）は，タクロリムスの分子量が約800であり，バリア機能が低下した皮疹部では吸収され薬効を発揮するが，健常部では吸収されないためなんともないという優れた設計がなされた薬剤である．
>
> 世の中には実に頭のいい人がいるものである！

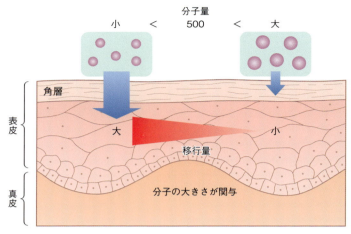

図2-3 分子量と経皮吸収

分子量が小さいほうが，より吸収される量は多くなる．

もっとも，バリア機能が低下した，たとえばアトピー性皮膚炎患者の皮膚などでは分子量800程度までは吸収され，粘膜においては分子量1,200程度が吸収される（図2-3）．

薬物の濃度による経皮吸収の違い

このほか，皮膚外用薬では薬物は濃度勾配によって経皮吸収されるため，薬物の濃度が高いほど吸収は高まる（図2-4）．薬物濃度が高ければ表皮に接する薬物量が多くなる，と考えると理解しやすい．市販の副腎皮質ステロイド軟膏の薬物濃度が極端に高いのは，このためである．

薬物の溶解性は配合剤の基剤への溶けやすさであり，溶解性が高いほど薬物が外用薬中に留まりやすくなるので，皮膚への移行量は少なくなる．

角質は脂溶性に富むため，脂溶性が高い薬物ほど角質との親和性が高くなり，皮膚への移行量が多くなる（図2-5）．

このように，外用薬といっても薬剤の設計にはさまざまな要因が関与するため，外用薬を使用する際には薬剤に記された使用方法などを十分熟知し，適切に使用するべきである．

図2-4 製剤中の濃度と経皮吸収

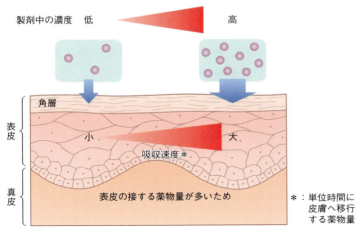

皮膚外用薬では薬物は濃度勾配によって経皮吸収されるため，薬物の濃度が高いほど吸収は高まる．

図2-5 溶解性と経皮吸収

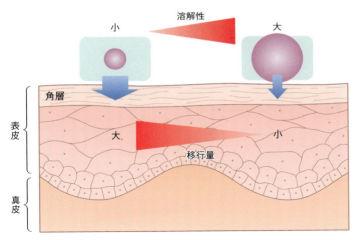

溶解性が高いほど薬物が外用薬中に留まりやすく，皮膚への移行量は少ない．他方，角質は脂溶性に富むため，脂溶性が高い薬物ほど角質との親和性が高くなり，皮膚への移行量が多くなる．

また，角層は脂溶性に富むため，脂溶性が高い薬物ほど角質との親和性が高くなり，皮膚への移行量が多くなる（図2-6）．さらに，拡散性が低いと皮膚に接する基剤に薬物が供給されず，皮膚に移行しにくくなる．一方，拡散性が高いとすぐに薬物が供給されるため，皮膚に移行しやすくなる（図2-7）．

基剤中に存在する配合剤の濃度が極端に高くなると，配合剤は基剤の中に溶けて存在できなくなり，結晶化することが

ワンポイント！

脂溶性が高い薬剤と親和性

脂溶性が高い薬剤ほど角層との親和性が高くなるという事実は，一見アトピー性皮膚炎やドライスキン患者では吸収が悪くなるように思える．

しかし，これらの患者ではもともとバリア機能が障害されているため，分子量は大きいものでも通過できるようになる．あくまでも，健常な表皮の場合，脂溶性が高い薬剤が角層表面の皮脂膜との親和性が高いということである．

ある．この場合，分子径が大きいため，結晶化した配合剤は吸収されることはない．濃度が低下し，結晶から溶解した場合，配合剤はイオン型と分子型として基剤中に存在するが，イオン型に比較し分子型のほうが吸収されやすい（**図2-8**）．

このように外用療法学は究めて奥深い学問である．

図2-6　脂溶性と経皮吸収

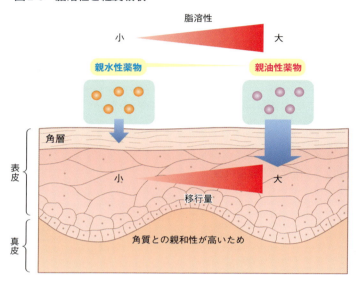

脂溶性が高い薬剤ほど吸収は高まる．

図2-7　薬物の拡散性と経皮吸収

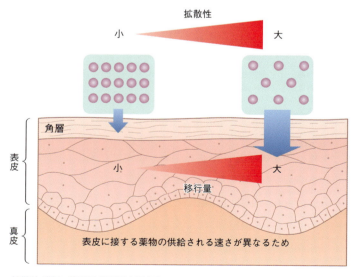

拡散性が高い薬剤ほど吸収は高まる．

図2-8 基剤中の配合剤の状態と吸収性

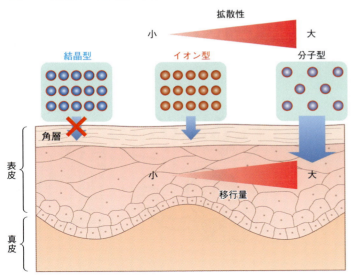

基材中の配合剤が結晶であると吸収されない．濃度が低下し結晶が分子になった場合，イオンになる場合と比較し，吸収が高まる．

項目No.3 外用薬とは？

ココが知りたい！No.6

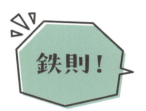

鉄則！ 旅役者 塗る白粉も 外用薬

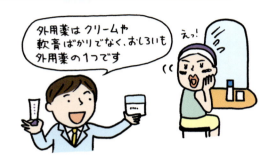

3 bare essentials

1. 外用療法には多彩な種類がある！
2. 内服薬と異なり，外用薬は使用量により副作用も出やすい！
3. 今後，発達・発展が期待される分野である！

外用療法の種類を知ろう！

　外用薬というと，つい軟膏やクリームを思い浮かべるが，実はさまざまな種類が存在する．経皮的に薬剤を浸透させ，皮膚局所のみならず，全身的治療を行う試みも近年急速に発達しており，さまざまな試みがなされている．

　近年の健康増進法に伴い，街中には禁煙が浸透してきた．筆者は生まれてこの方1度たりともタバコを吸ったことがないが，タバコはリラックス効果がある一方，さまざまな病気の原因となる．

　難治性皮膚疾患の一つである掌蹠膿疱症（しょうせきのうほうしょう）は，文字通り手掌，足底に膿疱が多発する疾患であり，時に関節痛を伴う．扁桃における病巣感染の関与が指摘されており，事実99％の患者は喫煙者である．タバコが扁桃に悪さをするのである．本疾患患者に遭遇した場合「おタバコは1日何本？」と質問すると，時に「なぜタバコを吸っているのがわかるのですか？」と驚嘆する患者に遭遇する．

　申し訳ないが，皮膚科医は「お前のやったことは，全部お見通しだ！（ぜひ，TRICKの仲間由紀恵風に読んでいただきたい！　でも古いか？）」であり，軽症の場合，まずはしっかりとした外用療法が基本となる．

　看護師ともども丁寧にしっかりとした外用指導を行うわけだが，あろうことか本症に罹患した某有名女優がテレビのバラエティー番組で「ビオチン内服が著効する」などと発言して

46　❸ 外用薬とは？

しまい，翌日からの外来ではビオチンを求める患者が大挙して現れた．かような発言も患者を外用療法から遠ざけてしまうものである．

どうでもよい話になってしまったが，禁煙のためにはニコチン含有の貼布剤が禁煙補助薬品として市販されており，これも外用療法である．医療現場では，狭心症に対し，ニトログリセリン含有テープなどが使用され，これまた外用療法である．

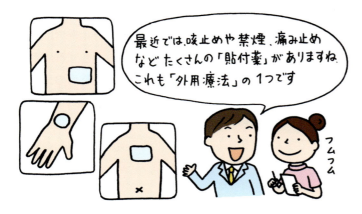

外用療法は使用量がキモ！

外用療法は内服療法と異なり，患者自身に使用量がわかりにくい問題点がある．処方箋にも「四肢，1日2回塗布」などと漠然と書かれており，その使用量は半ば患者の意思にゆだねられているといっても過言ではない．

そもそも，薬剤の作用と副作用は紙一重であるといってよい．薬剤の効果が生体にプラスに出れば作用であり，マイナスに出れば副作用である．

薬剤の作用は，薬剤使用後，比較的短時間で効き目があるかないかわかり，大部分の人に効果が現れるというものであり，たとえば「かぶれに副腎皮質ステロイド外用薬を塗布したらかゆみが消えた！」といったものである．

他方，副作用は通常の使用量では，ごくまれにしか起きないか，起きても気にならない程度であることが多いが，たとえば「副腎皮質ステロイド外用薬を塗り過ぎたので，患部にカビが生えた」といったものである（**図3-1**）．

 メ モ

外用療法として用いることができる薬剤

- エアゾール剤
- 経皮吸収型製剤
- 懸濁液
- 乳液
- 酒精剤
- 貼付剤
- 軟膏剤
- パップ剤
- リニメント剤
- ローション剤
- エキス剤
- 散剤
- 浸剤
- 煎剤
- チンキ剤
- 芳香水剤
- 流エキス剤

日本薬局方より

ワンポイント！
外用指導のポイント

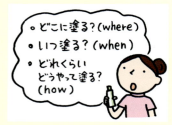

トピックス
細胞レベルの外用薬

これまで学んだように低分子の薬剤は経皮吸収に適している．現在，細胞レベルで，細胞内の情報伝達を止めるような薬剤が外用療法のターゲットとして世界中での開発が行われている．

たとえば，皮膚疾患であれば，内服で投与してしまうと，全身に作用するため内臓での副作用などが懸念されるが，その点，外用療法であれば直接皮膚に作用するため優れた有効性が期待される．

図3-1　外用薬のリスク・ベネフィット

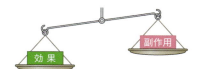

薬剤使用後，比較的短時間で効き目が有るか無いかわかる

たとえば…かぶれが治って，かゆみが消えた

つまり……
- 効果がわかりやすい
- 大部分の人に効果が現れる

通常の使用量では，ごくまれにしか起きないか，起きても気にならない程度であることが多い

たとえば…外用薬使用部にカビが生えた

　この点，内服薬においては，治療効果と副作用発現における安全領域はかなり広いが，外用薬の場合，ともすれば患者が多量に外用薬を使用してしまうことから，副作用の発現に常に気を配り，適正に使用するよう心がけるべきであろう．安全域の狭い，抗がん薬のような注意が求められる．実際に，経皮吸収型フェンタニルパッチの不適正使用による死亡例などが大きな社会問題となった．

> **コラム** 接触皮膚炎って？

　外用療法が主役の接触皮膚炎は，外来物質と接触した後，その刺激またはアレルギー反応により生じる皮膚の限局性炎症性変化である．いわゆる「かぶれ」とよばれる．初回の接触により誰にでも生ずる一次刺激性接触皮膚炎と，感作が成立した場合のみIV型（遅延型）アレルギー機序で生じるアレルギー性接触皮膚炎がある．

全身性接触皮膚炎

　経皮的感作の成立した物質が，吸入や経口などにより循環動態にのって全身に散布された場合，皮膚感作部位の皮疹増悪とともに，全身に汎発疹が起こる現象．水銀によることが多い．この場合，抗ヒスタミン薬の内服などが必要で，外用療法のみでは治らないことも多い．

なぜ金のピアスでもかぶれるのか？

　一般に金のネックレスやイヤリングはかぶれにくいことが知られている．そのため，ピアスに関しても金は「かぶれないピアス」として売られていることが多い．が，これは大間違い．ピアスを開けた直後に金を入れると，金は真皮でイオン化して容易に感作が成立することがある．

　このことからわかるとおり，金属はそのままでかぶれることはなく，イオン化することが感作成立には重要なのである．口腔内で唾液により容易にイオン化する歯科金属が，なぜ金属アレルギーを惹起しやすいかが理解できる．

◆**ネックレスによるアレルギー性接触皮膚炎**

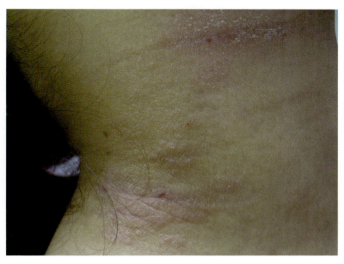

皮疹の形状から原因物質が推定できることもある．写真は慢性期であるが，発症初期の皮疹は漿液性丘疹を伴う浮腫性紅斑を呈する．

ココが知りたい！No.7
項目No.4 外用薬の構造は？

鉄則！ 主役らは油まみれの外用薬

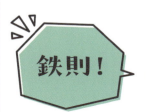
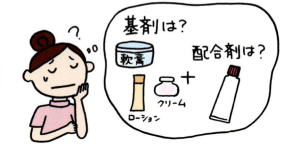

3 bare essentials

1 外用薬は，薬剤である主薬（配合剤とよぶ）とそれを運ぶ油（基剤とよぶ）からなる．

2 基剤には油脂性基剤のほか，水と油を混ぜたクリームがある．

3 外用薬の選択は，配合剤と基剤双方を考慮して選ぶ．

配合剤と基剤を知ろう！

たとえば，サラダにかけるドレッシング．胡麻は身体にいいので中華風を選択する．しかし，胡麻だけをかければ，これはなんのことはないトッピングであり，ドレッシングでもなんでもない．ドレッシングは基本的には液体であり，水と油を混ぜたものの中に胡麻が浮いているのが常である．

外用薬も同じであり，薬剤を経皮的に作用させるための担体が必要不可欠となる．

外用薬において薬効を示す物質を配合剤とよび，それを保持する物質を基剤とよぶ（図4-1）．配合剤をヒトや荷物，基剤は車ととらえるとよい．

現在，使用されている外用薬にはさまざまな配合剤が用いられ（図4-2），それぞれに多種の基剤が存在する．

ところで，外用薬には古典的な軟膏とクリーム，ローションがあるが，それぞれの違いをご存じだろうか．

一般に使われる化粧品がクリームやローションであるのは，軟膏に比べ，べとつかず使用感がよいからであり，最近の保湿目的に用いられる外用薬にも各種剤型が存在する．

図4-1 軟膏とは？

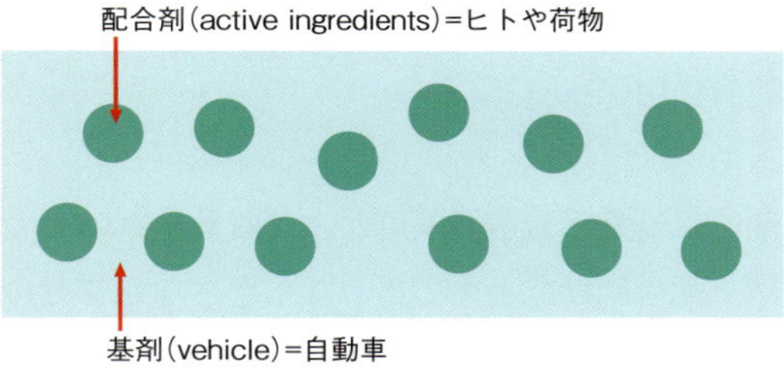

配合剤（active ingredients）＝ヒトや荷物

基剤（vehicle）＝自動車

外用薬において薬効を示す物質を配合剤とよび，それを保持する物質を基剤とよぶ．配合剤を「荷物」，基剤は「車」ととらえるとわかりやすい．

図4-2 配合剤の種類

- ●副腎皮質ステロイド
- ●非ステロイド系消炎鎮痛薬
- ●抗ヒスタミン薬
- ●抗生物質
- ●尿素
- ●活性型ビタミンD_3
- ●ビタミンA
- ●抗真菌薬
- ●サリチル酸
- ●JAK阻害薬
- ●免疫抑制薬
- ●ホスホジエステラーゼ4阻害薬
- ●アリル炭化水素受容体ジェネレーター

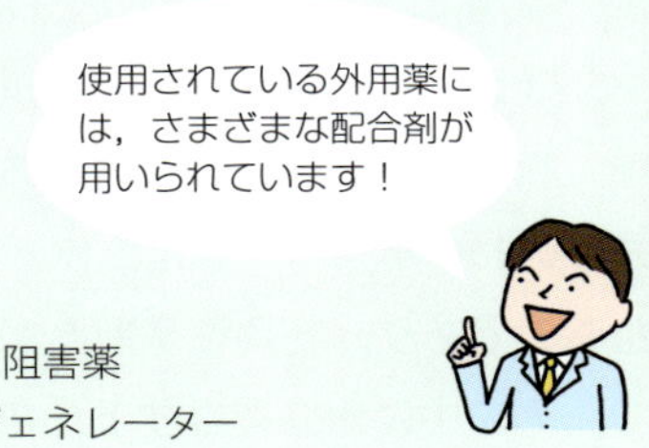

使用されている外用薬には，さまざまな配合剤が用いられています！

①配合剤

図4-2に示すような，薬効成分が単独，もしくは複数配合されている．

- ●副腎皮質ステロイド：主として湿疹・皮膚炎群の治療に用いられる．
- ●非ステロイド系消炎鎮痛薬：主として疼痛（筋肉痛など）に用いられる．
- ●抗ヒスタミン薬：痒みをもたらす皮膚疾患に用いられる．
- ●抗生物質：皮膚表在性細菌感染症に用いられる．
- ●活性型ビタミンD_3：角化性皮膚疾患に用いられる．
- ●抗真菌薬：皮膚表在性真菌感染症に用いられる．
- ●JAK阻害薬：アトピー性皮膚炎に用いられる．
- ●免疫抑制薬：アトピー性皮膚炎に用いられる．
- ●ホスホジエステラーゼ4阻害薬：アトピー性皮膚炎に用

ワンポイント！

外用薬に必須の5つのこと

①安全性（無刺激・無臭・無色が望ましい）
②安定性
③配合剤の運搬と吸収に優れる
④安価である
⑤伸びがよく，すぐ流れ落ちない

いられる.
- アリル炭化水素受容体ジェネレーター：アトピー性皮膚炎および乾癬に用いられる.

また，配合剤により液滴分散型薬剤とよばれる形状のものがある. これは，配合剤がたとえて言うなら小さなカプセルの中に入れられて，基剤の中に存在するものと理解するとよい. 一部の活性型ビタミンD_3外用薬などがこれにあたり，他剤と混合する際にはこの構造が破壊されることも念頭におく必要がある.

②基剤

軟膏は，ワセリンやパラフィンといった油のみでできており，疎水性基剤とか油脂性基剤とよばれる. 塗ったときにベタベタし，当然患者の評判はイマイチである.

軟膏の種類には，鉱物性のワセリンやプラスチベース，シリコン，パラフィン，白色軟膏や動植物性の単軟膏，植物油，ロウ類，豚油，スクワレンなどがある.

一方，いわゆるクリームは，水と油を界面活性剤により混合したものであり，乳剤性基剤とよばれる. このうち油が主成分で，その中に水が存在するものを油中水型（water in oil W/O型）とよぶ. 塗ったときに皮膚表面がヒヤリとするため，コールドクリームとも称される. 乾燥性の病変に適しており，比較的塗り心地もよい.

他方，水が主成分でその中に油が存在するものを水中油型（oil in water O/W型）とよぶ. 基材は白色であるが，皮膚に塗布して伸ばすことで白色が消えることからバニシングクリームとよばれ，ややべたつくが加湿効果に優れている. ただし，滲出傾向にある病変には使用不可である. また，ある程度のかゆみ止めの効果が期待できる. 代表的な親水軟膏は，基剤そのものがハンドクリームとして用いられる.

このほか，マクロゴール軟膏に代表される水溶性基剤があり，塗布面を乾かす吸水効果がある. さらに，パウダー（散剤）としてアルギン酸ナトリウムなどがある. 詳しくは，p.72「項目No.6. 外用薬の剤形」を参照されたい.

| コラム | 代表的な基剤をみてみよう！ |

①ワセリン

　ワセリンは，石油から得た炭化水素類の混合物を精製したもので，水あるいはエタノールにほとんど溶けない．黄色ワセリンとこれを脱色した白色ワセリンがあり，両者とくに区別なく使用してよいが，現在では白色ワセリンの使用頻度が多い．

　融点は38～60℃で加温により透明な液となる．中性で刺激がなく，ほとんどすべての薬物と変化なく配合しうるので，種々の軟膏基剤として広く用いられるほか，それ自体でも肉芽形成，表皮再生および創傷治癒促進作用を示す．

　また，若干であるが水を吸収する．

②プラスチベース

　プラスチベースとは，流動パラフィンにポリエチレンを5％の割合で混合し，ゲル化した炭化水素ゲル基剤であり，温度の変化を受けることが少ない．

　伸びもよく，重宝する基剤である．

③ラノリン

　高級アルコールと高級脂肪酸エステルが主成分であり，羊毛に付着する脂肪様分泌物から得られる．

　ラノリンは水を吸収することから乳剤性基剤に分類される．

　しかし，ラノリンに含まれるラノリンアルコールによる接触皮膚炎がしばしば問題となり，使用時には注意深い観察を心がけたい．

④水溶性軟膏

　ポリエチレングリコール（マクロゴール）

　分子量により，600以下では液体，1,000以上では固体とさまざまな形態を呈する．特徴として水洗性，吸水性に優れており，抗生物質含有の自家製剤も可能である．

項目No.7 単なる泡ではない！注目の基剤"フォーム"とは？

New! No.8

鉄則！ フォームなら泡とは消えぬ有効性

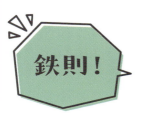
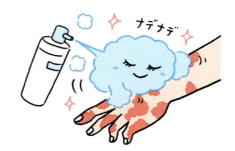

3 bare essentials

1. フォームはスプレー剤に分類され，容器に充填した液化ガスまたは圧縮ガスとともに有効成分を噴霧する製剤である

2. スプレー剤はほかにもポンプ式が存在し，ガスを用いず薬剤を人工的に小孔を通過させることで泡を形成する

3. フォームは基剤の特性から皮膚表面において過飽和状態となってバイオアベイラビリティが高くなる場合があり，有用性が高い

厚生労働省によれば，外用薬とは，『内服薬及び注射薬を除いた，人体へ直接用いる全ての薬剤』とされ，軟膏，坐薬，吸入薬，うがい薬などを含め包括的に記載されている．日本薬局方では，"皮膚などに適用する製剤"として，『皮膚に適用する製剤には，皮膚を通して有効成分を全身循環血流に送達させることを目的とした経皮吸収型製剤も含まれる．経皮吸収型製剤からの有効成分の放出速度は，通例，適切に調節される』と記載されている．つまり外用薬は皮膚に用いる薬剤のみではなく，直接呼吸器系や消化管に作用する薬剤も含まれ，最近では新たなドラッグデリバリーシステム(経皮吸収型ドラッグデリバリーシステム，Transdermal Drug Delivery System)として注目されている．

外用薬の特性として，その有効性が配合剤だけでなく，基剤によっても規定されることがある．配合剤が同じであっても，たとえば副腎皮質ステロイド外用薬においては，軟膏とクリームで効果の差が出るなど周知の事実であり，実際患者に使用する際には，基剤を十分に考慮すべきであることは皮膚科専門医であれば常識であろう．

基剤を変更することで外用アドヒアランス向上が期待でき，たとえば汗をかきやすい夏季はローション，大気が乾燥傾向となる冬季は油性軟膏などの使い分けは皮膚科専門医では広く行われており，外用療法に強いナースにおいては，「なぜ今回基剤が変わったのだろう？」という疑問が生ずることも当然のことであろう．

近年，外用薬には新たにフォームという剤型が複数登場した．一見，泡状での外用薬であり，患者の外用アドヒアランス向上目的で登場したものと考えられがちであるが，フォームはそれだけではなく，基剤として特徴的な作用を有し，より配合剤を有効に利用できる，つまりバイオアベイラビリティ向上が期待できる剤型なのである．

1）フォームとは

　日本薬局方によると，スプレー剤との項目がある．本剤は，有効成分を霧状，粉末状，泡沫状，またはペースト状などとして皮膚に噴霧する製剤である．

　本剤には，外用エアゾール剤およびポンプスプレー剤がある（図7-1）．外用エアゾール剤は，容器に充填した液化ガスまたは圧縮ガスとともに有効成分を噴霧するスプレー剤である．フォーム剤の製造根拠はこれにあたる．なお，フォーム剤であっても，ヒルドイドフォームが水性であるのに対し，ドボベットは油性であるため，使用感はかなり異なる．

　なお，ポンプスプレー剤は，使用者が力を入れることで作動するポンプにより容器内の有効成分を人工的な小孔を通過させることで泡を形成するスプレー剤である．当然，外観や使用感が異なる．

図7-1　外用エアゾール剤とポンプスプレー剤

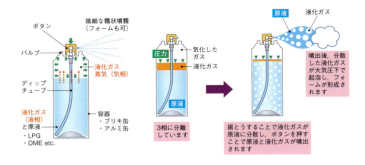

2）本邦初の油性スプレー

　本稿では，ナースの服薬指導においてとくに理解が求められるドボベットフォームを例にとって解説する．

　本薬は尋常性乾癬に対する薬剤であるが，その外用療法は，大きく分けて副腎皮質ステロイド外用薬と活性型ビタミン

D_3外用薬の2つの柱が存在し，それらの配合薬がドボベットおよびマーデュオックスとして尋常性乾癬治療に広く用いられている.

3）ドボベットとは

ドボベットはカルシポトリオール水和物とベタメタゾンジプロピオン酸エステルを含有する配合薬である. 以前よりそれぞれの成分は前者がドボネックス軟膏，後者がリンデロンDP軟膏として使用可能であった. このため両者を混合調剤すればよいと考えがちであるが，ドボネックス軟膏は液滴分散型薬剤であることや，pHによりその効果に大きな影響が出ることから，副腎皮質ステロイド外用薬との混合調剤における問題点が指摘されていた.

実際，カルシポトリオールはアルカリ条件下で安定であるのに対し，ベタメタゾンジプロピオン酸エステルは酸性条件下で安定である. このため，両者を混合調剤した場合，両者もしくは一方が不安定となる可能性が懸念される. 両者を混合処方した場合，実際には活性型ビタミンD_3に比較し効果出現速度の速い副腎皮質ステロイドの効果のみが前面に出ていた可能性も否定できない. この点において，ドボベットは安定pH域が異なる2剤を混合するため，非含水基剤を用い安定保存を可能にした.

具体的に本剤の基剤は，流動パラフィン，白色ワセリン，トコフェロール，ポリオキシプロピレン‐11ステアリルエーテルが用いられ，カルシポトリオールをポリオキシプロピレン‐11ステアリルエーテルに溶解して分散させ，ベタメタゾンジプロピオン酸エステルを微粒分散粒子として懸濁させることで問題点を克服した. 結果として，単一チューブ内で長期安定保存が可能となり，有用性が高まった. フォームにおいてもこの点を十分に考慮した基剤設計となっている.

4）ドボベットフォームの
　　ユニークな特性

ドボベットフォームは前述の基剤に加え，噴射剤としてブタンとジメチルエーテルが使用され，アルミ缶に加圧封入されている. 実際に皮膚に噴霧すると，油性であるため粉状に

付着する（**図7-2**）とともに，気化する過程で塗布部位の皮膚が冷却され，患者が冷たく感じることがある．

基剤の特性から伸展性が極めて良好であり，広範囲の塗布に優れ，結果としてアドヒアランス向上が期待できる．塗布するとわずかに表面に光沢がみられる（**図7-3**）．

図7-2　ドボベットフォーム

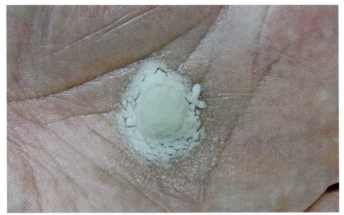

ドボベットフォームを噴霧した直後

図7-3　塗布したドボベットフォーム

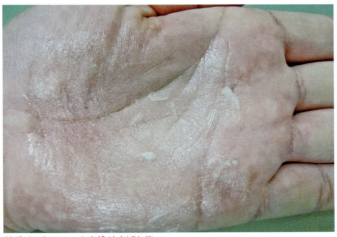

ドボベットフォームを塗り広げた後

ドボベットフォーム

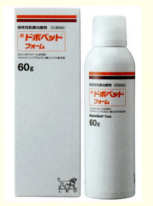

（協和キリン株式会社）

　ドボベットフォームは単に軟膏をフォーム剤にしただけでは説明できない有効性を発揮するメカニズムが推定される．まず，外用薬吸収の基本原則を再度確認したい．

　外用薬の吸収は，その配合剤の大きさが経皮吸収には大きく関係する．一般に健常皮膚においては，分子量が500を境に角層からの吸収性が低下することが知られている．低分子な配合剤は容易に吸収される．

また，配合剤の溶解性が高いほど経皮吸収は低下する．溶解性とは配合剤の基剤への溶けやすさであり，溶解性が高いほど薬物が外用薬中に留まりやすくなるので，皮膚への移行量は少なくなる．さらに，脂溶性が高い薬物ほど角質との親和性が高くなり，皮膚への移行量が多くなる．これは，角質表面は脂溶性に富むためである．加えて，皮膚外用薬では薬物は濃度勾配によって経皮吸収されるため，薬物の濃度が高いほど吸収は高まる．薬物濃度が高ければ表皮に接する薬物量が多くなると考えると理解しやすい．副腎皮質ステロイド軟膏の薬物濃度が極端に高いのはこのためである．しかし，吸収が高まるのは，あくまで基剤に溶解する濃度までであり，それ以降の吸収は一定となる．

すなわち，外用薬では基剤中に存在する配合剤は過剰に存在した場合，不安定な状態と考えられる結晶として存在するが，ドボベットフォームではガスで高圧になることから結晶はみられない．そのうえで，ドボベットフォームの缶内で加圧され液化していた噴射剤（ジメチルエーテル，ブタン）は噴射後，すみやかに蒸発し2分後にはごく微量となるため，アルミ缶中で溶解し，結晶化もみられていないカルシポトリオールとベタメタゾンジプロピオン酸は，皮疹部表面において過飽和状態となるため配合剤がより有効に皮膚に作用することで，高い有効性を発揮する可能性が考えられる．

5）ドボベットフォーム外用指導の実際

尋常性乾癬外用療法においては，患者の外用アドヒアランス向上が何より課題である．この点，多種の基剤が存在することは，目的，部位，季節などさまざまな要因に対しきめ細かく対処できることとなり，外用アドヒアランス向上の有力な武器となる．ドボベットには，軟膏，ゲル，フォームが使用可能であることからこれらを使い分けることによりさらに有効性の高い治療法が可能となろう．

尋常性乾癬皮疹の好発部位である頭部は，ゲル製剤が使用しやすい．フォームは噴霧により広範囲にわたる皮疹を持つ患者に対し良い適応となる．さらに，噴霧した後皮疹に塗り広げることが可能であることから，比較的大型の局面に良い適応となると考えられる．

他方，軟膏は患者自らがチューブから軟膏を押し出すことが可能であることから，容量調節が用意であり，個別に塗布する小型の皮疹に対し有用性が高いと考えられる．当然，大型の皮疹の場合，フォームは瞬時に噴霧が終了し，さらに皮疹全体に塗り伸ばすのも容易であるため，塗布時間の短縮も期待できる．

メモ

これも新たなゲル基剤！ネキソブリッド

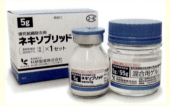

（科研製薬株式会社）

　ゲル基剤としてネキソブリッド（パイナップル茎搾汁精製物）外用ゲルが近年使用可能となった．本剤は，主にパイナップル茎に含有される酵素をゲルに混合するものであり，深達性Ⅱ度もしくはⅢ度熱傷における壊死組織除去目的に用いられる．ゲルを用時調整するユニークな外用薬である．

メモ

ドボベット軟膏とフォームの塗布時間の相違

　健常人ボランティア10名に対し，ドボベット軟膏とフォームの使用法を示したのち，体表面積の2%とされる手掌2枚分の範囲に対しフィンガーチップユニットの概念に従い，軟膏は第2指先端から第一関節までの量，フォームは2秒間噴霧した量の塗布時間を計測した．塗布範囲は，比較的大型の皮疹を想定した手掌2枚分円形の範囲1か所と，比較的小型の皮疹を想定した貨幣大円形の範囲がばらばらに存在する12か所とした．何れもバーチャル皮疹を平面に設定した．軟膏，フォームとも，外用薬を持った瞬間から塗布完了までの時間を測定し，それぞれ10名の平均時間を比較した．その結果，小型の皮疹においては軟膏およびフォームとも塗布時間において有意な差はみられなかったが，大型の皮疹においては，軟膏に比較しフォームの塗布時間が有意に短かった（図7-4）．

　本検討は，あくまで乾癬患者が自らの皮疹に行ったものではなく参考データであるが，大型の皮疹に塗布する場合，フォームは噴霧が可能であり塗り広げが用意であることから，外用時間短縮につながり患者の外用アドヒアランス向上につながる可能性が示唆された．

　近年発売された注目の基剤であるフォーム剤を使いこなすことで，より専門性の高い皮膚科診療が可能となるとともに，基剤に応じた薬剤師の服薬指導がなにより患者のアドヒアランス向上に貢献することは間違いない．

図7-4　ドボベットフォームと軟膏塗布時間比較

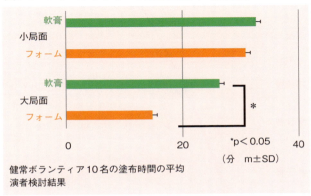

健常ボランティア10名の塗布時間の平均
演者検討結果

ココが知りたい！No.9

項目No. 17 保湿剤

鉄則！ 保湿剤 塗る苦に勝る 入浴剤

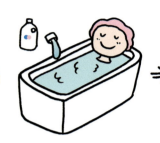
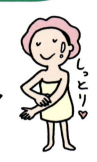

3 bare essentials

1. 保湿剤には処方可能な薬剤から，市販薬まで幅広く，患者の嗜好に合わせて用いればよい．

2. 使用量は副腎皮質ステロイド外用薬より多めに使用する．

3. 全身の外用が困難な場合には入浴剤も重宝する．

保湿のメカニズムを知ろう！

　皮膚の保湿能に関係する部位は表皮であり，3つの因子が深く関係する．すなわち，表面の皮脂膜，表皮細胞間の天然保湿因子，同じく表皮細胞間のセラミドである（図17-1）．
　皮脂膜は，脂腺由来のトリグリセライド，スクアレン，ワックスエステルなど，細胞膜由来のコレステロールエステル，遊離コレステロールなど，細胞間由来の脂肪酸，スフィンゴ脂質などが主成分として，外界からの遮断作用を発揮する．

図17-1　保湿能に関係する3つの因子

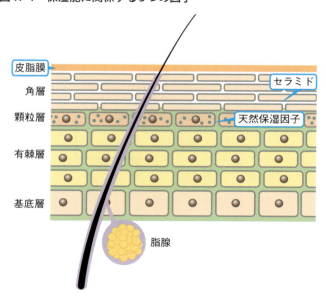

図17-2 防御能・保湿能が低下するドライスキン

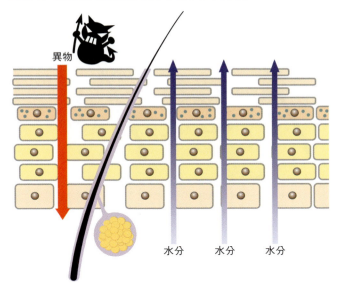

保湿能に関係する3つの因子が減少すると，表皮は"ざる"のようになってしまい，外界からの異物の侵入とともに生体からの水分が外界に逃げることになる．

　天然保湿因子は，ケラトヒアリン顆粒から生ずるアミノ酸とアミノ酸代謝産物，糖，ペプチド，無機塩などにより作られる．水分子と結合し，保湿能を発揮する．

　セラミドは，細胞間脂質であり，サンドイッチ状の構造で水を蓄え，保湿能を発揮する．

　これらの因子が減少すると，表皮はあたかも"ざる"のようになってしまい，外界からの異物の侵入とともに，生体からの水分が外界に逃げることとなる（図17-2）．

　最近の優れた基礎研究では，このドライスキンの状態が続くと真皮に存在するかゆみにかかわる神経がより表皮表層まで伸びてくることが明らかとなった（図17-3）．

　すなわち，ドライスキンでは軽微な物理的刺激でもかゆみのスイッチが入ってしまい，結果として皮膚瘙痒症とよばれる"かゆみ"を主訴とする疾患を生ずる．このため患者が皮膚を掻くと，皮膚の"ざる"様状態はさらに進行してしまう．

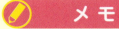

油性軟膏と保湿

　皮膚の構造からわかるとおり，皮膚の表面は脂である．ワセリンなどの油性軟膏を塗布することは，極めて合理的な行為である．ベタベタするが，安価であり有用性は高い．

　時にワセリンは皮膚表面を密封することから，表皮の浸軟をきたし，保湿剤として不適とする考え方があるが，誤りである．仮にそれが本当なのであれば，現在多数使用されている油性軟膏は厚生労働省の認可など受けられないであろう．

図17-3 ドライスキンによりかゆみが生じるしくみ

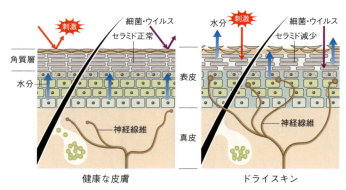

ドライスキンの状態が続くと真皮に存在するかゆみにかかわる神経がより表皮表層まで伸びてくることが明らかとなっている．

保湿が必要となる疾患を知ろう！

　高齢者にみられる皮脂欠乏性湿疹は，腹部や下肢を中心に好発するが，皮膚は一見光沢を失い，表面に細かな鱗屑（りんせつ）を付す乾燥局面に小さな紫斑が見られることが特徴である（**図17-4**）．**図17-5**にその発症機序を示す．これを見てわかるように，皮脂欠乏性湿疹は，ドライスキンにプラスαが加わることで発症する．保湿を図るとともに，生活環境を整えることを含めて「スキンケア」と捉えたいものである．保湿が必要となるのは高齢者だけではない．

処方例

◆ドライスキン
プロペト　30g
1日2回単純塗布

図17-4　高齢者の皮脂欠乏性湿疹（ドライスキン）

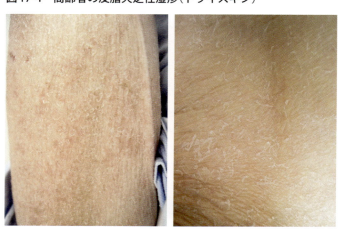

高齢者にみられる皮脂欠乏性湿疹は，腹部や下肢を中心に好発するが，皮膚は一見光沢を失い，表面に細かな鱗屑を付す乾燥局面に小さな紫斑が見られることが特徴

図17-5　高齢者の皮脂欠乏性湿疹の発症機序

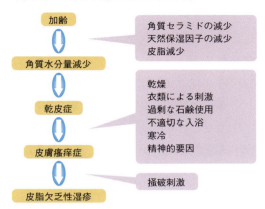

アトピー性皮膚炎患者は「ドライスキン」が増悪因子となるほか，近年の機密性の高い住居とエアコンディショニングの完備という生活環境の変化や，過度な清潔概念の普及による石鹸（とくに液体石鹸）の過度な使用，さらに近年の新型コロナウイルス感染対策としてのアルコール消毒は，若年層の「ドライスキン」の増加を促している．

対策としては，理論上は①皮脂膜，②天然保湿因子，③セラミドを補えばよく，モイスチャライザー（水分と結合）効果およびエモリエント（被膜をつくる）効果を持った保湿剤を用いるとよい．ただし，これらほとんどは市販品であるものが多く，商品によっては高価である．

保湿目的で使用できる外用薬

医療現場において，保湿目的で実践的に用いることができる外用薬も多数存在する．基剤として用いられるワセリンやサリチル酸ワセリン，親水クリームなどの外用薬も保湿能を有するため，安全性に加え経済性の面で優れているといえる．使用感に若干の問題が残るものの，スキンケアにかかる経費が包括化されている施設や在宅診療などでは十分使用価値がある．

①ヘパリン類似物質含有外用薬（ヒルドイド）

ヘパリン類似物質含有外用薬（ヒルドイド）は，保湿効果が高く有効性が高い．

剤型も豊富で，塗布しやすい油中水型クリームや水中油型

メモ

魚のウロコと保湿剤

保湿剤として用いられることが多いヘパリン類似物質（ヒルドイド）であるが，ヘパリン類似物質は魚のウロコに存在する．魚がベトベトする感覚は誰しも知っており，患者指導の際に一言付け加えると患者の理解が得られやすい．

ローションに加え，最近はフォームもあり，使用感も良好である．

②尿素含有外用薬

　天然保湿因子の構成成分である，尿素含有外用薬も保湿効果が高い．一般向けにOTC製剤として市販もされており，ハンドクリームなどとして用いられる．

　尿素軟膏にも多数の剤形があるほか，尿素の濃度も異なる．ケラチナミン_{コーワ}クリームは尿素20％の水中油型の乳剤性軟膏である．

　一方，ウレパールは尿素10％でクリームとローションがある．パスタロンには水中油型と油中水型両者の乳剤性軟膏に加えローションがあり，さらに乳剤性軟膏には尿素10％と20％が用意されている．

　なお，尿素には角質溶解作用があるが，保湿剤として用いる限りにおいては，濃度の差は大きな問題ではない．

③ザーネ軟膏

　ビタミンA含有のザーネ軟膏は，表皮のケラチン形成抑制作用を有し，皮膚乾燥防止作用が得られ，保湿剤としても用いられる．

　商品名は「軟膏」とついているが，水中油型の乳剤性軟膏であり，基剤としても保湿作用を有する．

④その他の保湿薬

　セラミド含有外用薬も市販されており，理論に沿った外用薬といえる．ただし，保険適用がないためコストがかかる．しかし，最近では，比較的安価な製品も発売されるようになり，使用頻度も上がってきた．

　米糠などを用いた入浴剤は，入浴により保湿効果が得られるため，極めて手軽であり患者の負担も少なくて済む．しかし，保険適用がないためコストがかかる．また，保湿用入浴剤を用いた入浴では滑りやすいため，転倒事故などに十分注意すべきである．

＊

　ハンドクリームを含む保湿剤は市販されている商品も多く，十分な効果が得られるものも多い．セラミド配合ハンドクリームなども市販されており有用性が高い．

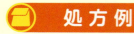

処方例

◆ドライスキン

ヒルドイドソフト軟膏　25g
1日2回単純塗布

◆外用を嫌がる子どもなど
　のドライスキン

ヒルドイドフォーム　92g
1日2回単純塗布

さらに，セラミド配合の貼布タイプのスキンケア用品やストーマ装具なども登場しており，他剤で効果が得られない場合など試みる価値がある．

　最近では，洗浄効果を併せ持つ製品なども市販されており便利である．

　また，入浴剤の進歩もめざましく，全身の乾燥肌や小児および高齢者など外用アドヒアランスの悪い人にも手軽に使用できる．

スキル

　医療従事者や美容師，調理師など水を扱う仕事に従事する人には手荒れが多い．よく，ハンドクリームを使用しても手荒れが治らないとの訴えを聞くが，最も重要なことは塗布回数を多くすることである．

　もちろん，忙しい仕事の合間に頻回にハンドクリームを塗布するのは至難の業であるが，少なくとも1日4回以上は塗布したい．手荒れが治らない方は，ハンドクリームを恨む前に塗布回数を増やしてみよう．

ハンドクリームの効果的な塗り方

①
手の甲にクリームをグリーンピース4個分のせる．

②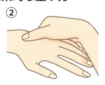
指先，爪周りにクリームをとり，円を描くように親指の腹でなじませる．

③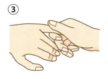
指の間にもクリームをなじませる．

④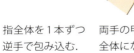
指全体を1本ずつ逆手で包み込む．逆側の手も同様に行う．

⑤
両手の甲を重ねて甲全体になじませる．

⑥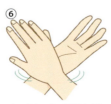
手の側面や手関節部に広げる．

ワンポイント！

ヒューメクタント

　最近，化粧品などでは，ヒューメクタントとの用語も用いられているが，これはグリセリンや乳酸，ピロリドンカルボン酸ナトリウムや尿素など吸湿性を有する水溶性の成分を総称する用語である．

保湿剤は多種多様が発売されており，どれがいいのか？という質問を山ほどいただく．もちろん，どの製品にも特長があり，また正しく使えばスーパーマーケットで市販されている商品でもよいのかもしれない．

しかし，本書では，筆者が看護師にオススメしている製品をいくつかご紹介する．

オススメしたい！この製品 ヒルドイドソフト軟膏 ヒルドイドローション

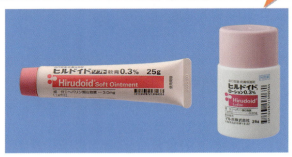

（マルホ株式会社）

保険処方できる保湿剤の代表格である．保湿持続時間も長く，有用性が高い．保険調剤ができるので患者の負担も少ない．保湿剤だけではなく，ハンドクリームとしても使用できる．

近年の医療政策はジェネリック医薬品使用が推奨されており，保湿薬も例外ではない．もちろん，ジェネリック医薬品自体が問題であるということはなく，要は使用法をきちんと理解したうえで，患者教育を行うべきということである．

たとえば，ヘパリン類似物質含有外用薬にはローションがある．先発品であるヒルドイドローションが乳剤性基剤であるのに比較し，後発品は水溶性を採用している場合も多い．一見，水溶性のほうがさっぱりとした使用感をしており，何も知らなければ「こちらのほうが塗り心地がいいですから！」といって患者にオススメしてしまいそうになる．しかしながら，効果持続時間は乳剤性基剤のほうが長く，その点を踏まえて指導すべきである．

一般に外用薬に限った場合，選択するなら先発品のほうが無難であるというのが筆者の持論である．ジェネリック医薬品は配合剤は同じでも，基剤や添加剤が異なることが多い．事実，筆者は保湿目的にはジェネリック医薬品ではなく，必ずヒルドイドを処方している．

📝 メモ

透析患者のドライスキン

透析患者では皮脂腺や汗腺の萎縮により皮脂の減少や汗の分泌量低下をきたす．また，日常生活においても適切な水分制限が必要となることより皮膚への水分供給が低下することに加え，角層における保湿因子が減少することで角質水分量が低下する．このため皮膚の乾燥が促進される．その結果，透析患者の皮膚では粃糠様鱗屑や粗造化が見られることが多い．

オススメしたい！この製品 コラージュDメディパワー保湿ジェル / コラージュDメディパワー保湿入浴剤

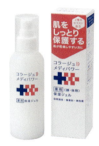

コラージュDメディパワー 薬用保湿ジェル

セラミド2を含む3種のセラミドを配合しながら，高圧乳化法によりナノ粒子まで乳化することで，伸びがよくべとつかないサラッとした使用感を実現．乾燥しやすい皮膚に潤いを与え，しっとり保湿する．

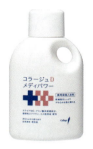

コラージュDメディパワー 保湿入浴剤

浴槽に入れてつかるだけで，乳化した油性成分が皮膚表面に付着し，全身をしっとりすべすべに保つ．

皮膚に付着しやすいよう，乳化粒子径にこだわって製剤化を実現．体が温まることでかゆみを助長しやすくなるため，温熱成分は配合していない．子どもから高齢者まで使用できる．滑りやすくなるため，転倒事故に注意する．

（持田ヘルスケア株式会社）

オススメしたい！この製品 ベーテル保湿ローション

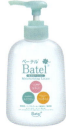

皮脂膜の成分である「スクワラン」，細胞間脂質成分「セラミド」，天然保湿因子成分「アルギニン」を含有した弱酸性の製品．少量でよく伸び，塗りやすく，使用後でもテープ等が貼りやすいという特徴を持つ．

（株式会社ベーテル・プラス）

オススメしたい！この製品 TENAバリアクリーム

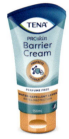

おむつ部など，失禁により浸軟しやすい部位などに使用する保護剤である．ワセリン，グリセリンなどを配合したTENAバリアクリームを朝晩の清拭時やパッド交換時などにうすく伸ばすように塗布する．水様便が続く場合などは，2～3時間毎に使用する．

（ユニ・チャーム メンリッケ株式会社）

ココが知りたい！ No.10

項目No.5 古典的外用薬とは？

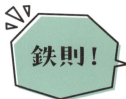

鉄則！ ボチ！ボチ！と ヤブ医者あんたが 墓地へ行け

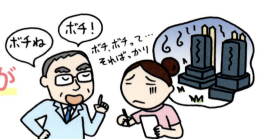

3 bare essentials

1. 亜鉛華軟膏などの古典的外用薬は用途が広い．

2. 酸化亜鉛は弱い防腐作用とともに創面または潰瘍に散布すると散布部位が乾燥し，分泌や細菌繁殖を抑制する．

3. 軟膏基剤として用いられ，院内製剤として独自調合も可能である．

亜鉛華軟膏，亜鉛華単軟膏：通称「ボチ」

近年，さまざまな副腎皮質ステロイド外用薬が開発され，さらに基剤も大きな進歩を遂げた．これにより，従来から用いられてきた外用薬は，いわゆる「古典的外用薬」と称され，あまり用いられなくなる傾向にある．代表的な古典的外用薬に亜鉛華軟膏や亜鉛華単軟膏があり，現在でも「ボチ」の通称で親しまれている．

実は「ボチ」とはホウ酸亜鉛華軟膏の通称であり，現在ホウ酸亜鉛華軟膏は製造中止となったため，厳密な意味では「ボチ」とは誤りなのであるが，単に亜鉛華軟膏を示す意味で，その名称は脈々と存在している．

最近では「ボチなどは，もう過去の軟膏であり使うべきではない」と主張する若手医師（←筆者も気持ちの上では若手と思っているのであるが，悲しいかな寄る年波には勝てぬ！）も存在するが，実は「古典的外用薬」を使いこなすことこそ外用療法の極意であり，さらに在宅医療を担っている医療従事者にとっては，安価で安全性の高い「古典的軟膏」は強い味方なのである．

亜鉛華軟膏と亜鉛華単軟膏は，しばしば混同されてしまう．もともと「酸化亜鉛」は，無味無臭で白色の無晶性粉末である．局所収斂・保護作用とともに，弱い防腐作用もあり，創面または潰瘍に散布すると散布部位が乾燥し，分泌や細菌繁殖を抑制する．

以前は殺菌作用を持たせるために「ホウ酸」が入った「ホウ酸亜鉛華軟膏」が用いられたが，「ホウ酸」の毒性の問題から製造中止となり，亜鉛華軟膏がその代用品として用いられるようになった．

臨床的には効能・効果が同じであり，亜鉛華軟膏と亜鉛華単軟膏のどちらを使用してもよいが，軟膏の性質上若干の違いがあり，知っておくと便利である．

また，薬価も亜鉛華単軟膏に比較し，亜鉛華軟膏のほうが若干安い．両者の違いについて，記憶しておくと便利なのは以下の3点である

①亜鉛華軟膏は水を吸うが，亜鉛華単軟膏は水を吸わない．
（記憶法！→「亜鉛華単軟膏は単なる作用のみ！」）
②亜鉛華単軟膏は臭い！！　亜鉛華軟膏は光沢を持つ！
③酸化亜鉛の濃度は，亜鉛華軟膏は20％だが，亜鉛華単軟膏は10％．ただし，「サトウザルベ」は亜鉛華単軟膏だが，20％含有．

「酸化亜鉛」の濃度は大きな問題ではないが，20％の場合，稀に刺激感などがみられる患者が存在するので注意したい．そもそも亜鉛華軟膏と亜鉛華単軟膏は基剤が異なり，前者は「白色軟膏」，後者は文字通り「単軟膏」である．

最初に使ってみたい！　古典的外用薬

数ある古典的軟膏であるが，まず最初に使ってみたいおすすめは以下の4つである．

亜鉛華軟膏と亜鉛華単軟膏は単独でも用いられるほか，副腎皮質ステロイド軟膏とともに用いられることも多い．「カチリ」は水痘などに有用であり，「リバボチ」は褥瘡などの皮膚潰瘍の治療現場で役に立つ．いずれも比較的安価である．

①亜鉛華軟膏

適応疾患：外傷，熱傷，凍傷，湿疹，皮膚炎，肛門瘙痒症，白癬，面皰，せつ，よう，その他の皮膚疾患によるびらん・潰瘍・湿潤面（なにせ，昔はコレしかなかったのであるから，適応が広いのだ！）．白色軟膏を基剤として，流動パラフィン3％，酸化亜鉛20％が含有されている．

ムダ知識!!

ホウ酸亜鉛華軟膏を「ボール・チンク・サルベ」といい，これを略して「ボチ」とよぶ．亜鉛華軟膏にはボールは入っていないので厳密な意味でボチは誤りである．

ワンポイント！

白色軟膏と単軟膏

白色軟膏は白色ワセリンにサラシミツロウ5％，セスキオレイン酸ソルビタン2％を混ぜたもの．ミツロウのために，文字通り蝋（ロウ）のごとく白くみえる．

単軟膏はミツロウとともに，大豆油や胡麻油などの植物油が使用されている．

メモ

サトウザルベ軟膏

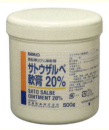

（佐藤製薬株式会社）

酸化亜鉛を20％含有する亜鉛華単軟膏である．

メモ

「カチリ」「ボチ」がない場合

「カチリ」や「リバボチ」は使用頻度が少なくなったため，採用しない施設が増え，また入手も比較的困難になってきた．薬価も決して高くないので，企業も儲からないのであろう．

どうしても入手できない場合には薬剤師に相談してみるとよい．優秀な薬剤師であれば，自家調剤していただける場合もある．

②亜鉛華単軟膏

適応疾患：外傷，熱傷，凍傷，湿疹，皮膚炎，肛門瘙痒症，白癬，面皰，せつ，よう，その他の皮膚疾患によるびらん・潰瘍・湿潤面（亜鉛華軟膏とまったく同じ!!）．単軟膏を基剤として酸化亜鉛10％が含有されている．

③フェノール・亜鉛華リニメント（カチリ）

適応疾患：皮膚瘙痒症，汗疹，じん麻疹，小児ストロフルス，虫さされ．通称，「カチリ」ともよばれるが，最近では使用頻度が減っている古典的軟膏．酸化亜鉛とともに，防腐，消毒，鎮痒作用のあるフェノールが含有されている．

水痘は近年，優れた抗ウイルス薬が開発され，全身投与が行われる場合，局所には抗ウイルス外用薬は必ずしも必要ではない．この場合,「カチリ」は大変重宝する．

④アクリノール・亜鉛華単軟膏

適応疾患：切傷，すり傷，さし傷，かき傷，靴ずれ，創傷面の殺菌・消毒．亜鉛華単軟膏にアクリノール0.5〜1％を混ぜたもの．

これまた近年お目にかからなくなった軟膏であるが，通称「リバボチ」とよばれる．在宅褥瘡診療では，痂皮などの保護にも極めて有用である．

スキル

　看護師と話をしていると,「職場の先生の軟膏の選び方がダメダメだ！」とか「看護師の提案を聞いてくれないので,ボチが使えない」という訴えをいただく. もちろん看護師が熱心なのは素晴らしいことであるが,他方その先生もこれまでの臨床経験からオリジナルの外用療法を確立している場合もあり,一概に医師が悪いわけではない. 何事もまずは対話である.

　「この外用療法はなぜいいのですか？」とか「リバボチは何が問題なのでしょう？」と考えを聞いてみよう. もしかすると,世界の教科書に書いていない,素晴らしい工夫とコツが語られるかもしれない!!（もちろん,筆者のような単なるヤブ医者かもしれないが……）.

MEMO

ココが知りたい！ No.11　項目No.6　外用薬の剤形

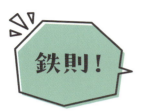

鉄則！　べたつけど軟膏どこでも塗り塗れる

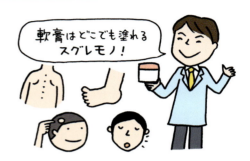

3 bare essentials

1. 同じ目的の外用薬でも多彩な剤形があり塗り心地も異なる
2. 剤形により使用不可部位がある．この点軟膏はオールマイティーで無難‼　迷ったら軟膏！
3. 同じ薬剤でも剤形により強さが異なる場合がある．

外用薬の剤形のメリット・デメリット

　基剤の発達により，最近はさまざまな剤形の外用薬が使用可能であり，大変便利である．

　たとえば，軟膏を塗りたがらず，入浴後の保湿剤塗布を拒否してハダカで逃げ回る男の子も保湿剤を軟膏からフォームに変えてあげると意外におとなしく使用するようになる．化粧品は最たるもので，クリームで塗り心地を重視した製品が多く，べたつく軟膏など売れるわけがない．

　かように記載すると，べたつく軟膏はさも悪者のように思われるが，各剤形にはそれぞれ一長一短が存在し，塗布していけない部位も存在する．

　この点，油性基剤のいわゆる軟膏はどこに塗ってもよく，オールマイティーである．迷ったら軟膏！　といわれるゆえんである．

　しかしながら，注意すべきは商品名が忠実に基剤を表さない場合もあることである．

　市販薬で有名な「オロナインH軟膏」などは実はクリームであり，時にかぶれる患者が来院する．皮膚潰瘍に用いる「オルセノン軟膏」はクリーム基剤であり，滲出液が顕著な創面には使ってはならない．

　では，それぞれの剤形のメリット，デメリットをみてみよう（図6-1）．

図6-1 外用薬のいろいろ

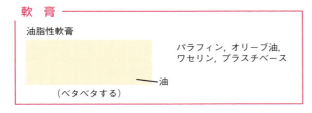

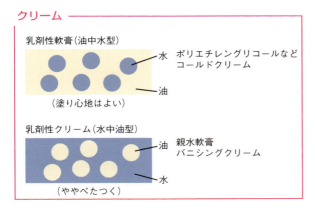

①油脂性基剤（いわゆる軟膏）

ワセリンや古典的外用薬が，これに属する．とにかくべとつき，塗り心地はイマイチである．また，洗い落としにくく，処置の際に不満が募る．吸水性がないので，滲出液などの除去には不適である．

しかしながら，安全性は高く，たとえ潰瘍やびらん面であろうがどこでも塗布が可能である．また，皮膚の柔軟作用，保護作用があるほか，肉芽形成促進作用も有する．

②バニシングクリーム（水中油型）：親水クリームなど

界面活性剤により，水の中に油が存在するものである．水分が蒸発することで冷却する．またクリーム自体が白色であるが皮膚に塗布すると透明になるため，バニシングクリームともいわれ，痒み止めの効果も得られる．

非常に伸びがよいクリームであるが，塗布面に水分を与えてしまうため，湿潤性の病変には用いてはならない．ただし，水が豊富な基剤であるので容易に水洗でき，便利である．

実際の製品としてはヒルドイドクリームやウレパールクリーム，ケラチナミンコーワクリーム，ゲーベンクリームなどがこれにあたる．皮膚に生じた乾燥した痂皮などに，ゲーベンクリームを比較的多量に塗布すると痂皮に水分が与えら

ワンポイント！
油性軟膏の除去

油性軟膏の除去について困っている看護師は多い．しかし，大部分除去ができれば，その上から新しい軟膏を塗布してもなんら問題ない．完全に除去したい場合には，オリーブ油や家庭用のサラダ油などをガーゼにしみこませ，それで拭き取るとよい．

ワンポイント！
親水クリームの単独使用

親水クリームはあまり単独で使用することはなく，軟膏基剤として用いられることが多い．しかし，しばしば親水クリーム自体をハンドクリームとして使用することがある．医療機関では手洗い場に親水クリームが多量に置いてあり，看護師が手洗い後適量塗布を習慣化しているところもある．

ワンポイント！
精製ラノリンの注意点

アズノール軟膏などの基剤である精製ラノリンは羊毛から精製した油である．ラノリンは極めて吸水性が高く，通常の使用では病変部からの水を含むことになることから，コールドクリームに分類される．

優れた基剤であるが，ラノリンは接触皮膚炎を起こしやすいのが欠点である．アズノール軟膏だけでなく，精製ラノリンが基剤であるネオメドロールEE軟膏やソフラチュール，強力ポステリザン軟膏，フシジンレオ軟膏，エキザルベ，スピール膏などを使用する際には，かぶれに十分気をつけたい．

エピソード

マグロ，凍る…？

マクロゴール軟膏を「マグロコール」と覚えていた看護師がいた．本当に鮪から作った軟膏と思っていたらしい．訂正すると"鮪が凍るぐらいの水分を吸収する"と覚えて便利だった！　という．文字通りお寒いギャグである．

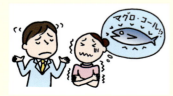

ワンポイント！

ローションの使い分け

保湿剤として用いられるヘパリン類似物質含有ローションにも，水溶性と乳剤性が存在する．両者の使い分けは，患者の嗜好によって選べばよい．

ちなみに筆者は，油が多く含まれる点と水洗性の点を考慮し，ヒルドイドローションなどの乳剤性ローションを好んで用いている．

れ，外科的デブリードマンが容易になる事実を考えれば，理解が容易である．

③コールドクリーム（油中水型）：吸水クリームなど

親水クリームとは逆に，界面活性剤により，油の中に水が存在するものである．バニシングクリームに比較し，油脂性軟膏に近い．塗ったときに冷却感があるため，コールドクリームともよばれ，乾燥性の病変に適している．ややべとつくが，油脂性軟膏より塗り心地はよい．

実際の製品としてはヒルドイドソフト軟膏や，パスタロンソフト軟膏などがこれにあたる．

④水溶性基剤（マクロゴール軟膏など）

吸水作用があるので，滲出液が多い病変部などに効果を発揮する．褥瘡のほか，初期の熱傷などでも有用性が高い．さらに容易に水で洗い流せ，便利である．

抗菌薬などを入れた自家製剤を作ることも容易である．吸水作用があるため，当然皮面を乾燥させてしまうことから注意が必要である．

⑤ローション

ローションといっても，単に基剤を液体にしたものではなく，水溶性と乳剤性，ゾルに分けられる．

水溶（溶液）性はアルコール類と水を混合したものが一般的で，塗布した部位が目立たず，冷却感があり塗布感がよい．いってみれば「スカッとする！」感覚である．反面，刺激性があり，さらに流れやすいため，ついつい使用量が増えてしまう欠点がある．

一方，乳剤（乳液）性はバニシングクリーム同様，水の中に油が混ざったものである．伸びがよく，水で落としやすい．時に分離してしまうことがあるので，注意を要する．

ゾルはコロイド製剤であり，粘性がある．塗りやすく，必要以上に流れ出ることがない反面，刺激性が高く塗布面を乾燥させてしまう欠点がある．

⑥ゲル（懸濁性基剤）

懸濁性基剤は，比較的新しい基剤である．ゲルという用語はイマイチわかりにくいが，要はゼリーのような基剤と理解

されたい．つまりコロイド溶液が固まったものであり，ある程度の弾性を有する．

ゲルは，ヒドロゲル基剤とリオゲル基剤に分類される．

ヒドロゲルは，無脂肪性で油脂性軟膏のような稠度を持つ．水性分泌物を吸収し，除去する作用が強い．水で洗い流すことができる．ただし，刺激性が強い．

リオゲルは，ステアリルアルコールをプロピレングリコールに懸濁させてゲル化したもので浸透性に優れ，皮膚を乾燥させる働きがある．実際の製品としてはドボベットゲルがある．

⑦スプレー（エアロゾル）

スプレーは，水とアルコールなどによる溶解液が基剤であり，噴霧することが可能である．広範囲に使用可能であり，また手軽に使用できるため，手を汚すこともない．

しかし，その反面過剰に使用してしまう場合があり，可燃性であるので，注意が必要である．なお，近年多数登場したフォームはp.54「項目No.7」で参照されたい．

⑧テープ

密封療法を意図とした剤形である．ポリエチレンフィルムに配合薬が入っており，患部に貼付して使用する．

実際の密封療法は，副腎皮質ステロイド含有軟膏を塗布した後，ポリエチレン薄膜などで密封する手技であるが，本剤はそれを手軽に行うことが可能である．

ワンポイント！

トプシムクリームはクリームでなくゲル基剤！

ゲルについて記したが，覚える必要はあまりない．ただし，ゲルは乾燥させる効果があるので，時として伝染性膿痂疹（いわゆる"とびひ"）などに使用すると効果的な場合がある．リオゲルを基剤としているのはトプシムクリームであり，これだけ覚えておけばよい．

オススメしたい！この製品
コラージュDメディパワー 保湿ハンドクリーム

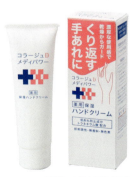

（持田ヘルスケア株式会社）

濃厚な使用感で，しっとり感が持続するハンドクリーム．肌あれ防止成分トラネキサム酸配合で，あれやすい手を保護する．肌のバリア機能を補うセラミド2などを配合し，ヒアルロン酸，コラーゲンなどの保湿成分が肌にうるおいを与える．

基剤は親水クリームを使用している．配合剤だけでなく，基剤の作用で保水力に優れるハンドクリームである．

項目No. 8 ドレッシング材…これも外用薬

New! No.12

鉄則！ 覆う際 細菌真菌 要注意！

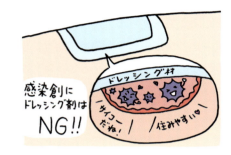

3 bare essentials

1. ドレッシング材とは創傷治癒においてmoist wound healing（湿潤環境下療法）を遂行する方法である

2. ドレッシング材は創面の湿潤状態をアセスメントし，適切な製品を選択する！

3. 密封療法は細菌や真菌の感染温床になりうることを十分理解する！

ドレッシング材とは，創傷表面に貼付することで，適切な湿潤環境を保持し閉塞性ドレッシングを可能とする広義の外用薬と考えることができる．創傷治療には外用薬も選択されることから，その使い分けをその都度適切に判断することが早期に治癒へと導く鍵となる．ただし，それ以外にも保険適用の問題として，外用薬は使用期間の制限がない反面，ドレッシング材は使用期限が原則3週間であることも忘れてはならない．

1）ドレッシング材と外用薬

創傷治療における外用薬とドレッシング材の使い分けは，それぞれの長所を鑑みながら適切に選択すべきであり，臨床経験を重ねることで自ずと両者の限界もみえてくるものである．概ね，外用薬はwound bed preparationに，ドレッシング材はmoist wound healingに使用すべきである．

2）ドレッシング材が有効な創傷

ドレッシング材が最も効果的な創傷は，創面に十分な生体由来の増殖因子が存在する急性期の創傷である．つまり，治癒が進行する，深さが比較的浅い時期が使用を最も考慮すべき創傷であるといえる．

市販されている絆創膏が，従来の創面を乾かすタイプから

湿潤環境を保持する製剤に変化したのは，その使用目的が日常で健常人がよく経験する擦り傷などの急性創傷に使用されることが多いからに他ならない．ただし，旧来の絆創膏が乾かすタイプであったのは局所感染に強いからであり，ドレッシング材に近い絆創膏の登場は，新たに局所感染の問題を生んだのも事実である．

医療現場でもドレッシング材使用においては，選択局所の感染に十分注意することを前提として，創面および創周囲皮膚の状態や患者の全身状態やドレッシング材自体の特性を考慮しながら，使用するドレッシング材の種類と使用時期を選択する．また，ドレッシング材では湿潤環境の保持とともに，免荷や局所保護作用が期待できることは大きなメリットである．さらに，実際に処置を行う看護師などの負担も減ずることができるほか，滲出液吸収量を推定できるように工夫したドレッシング材も登場しており，在宅現場においては有用性が高い．

3）ドレッシング材の実際

ハイドロコロイド（デュオアクティブETなど）

ハイドロコロイドは創部に固着することなく湿潤環境を維持する．創部の乾燥によって生じる痂皮の形成を防ぐ．創部の湿潤環境によって表皮細胞の遊走を促進し，治癒を促す．

また，ハイドロコロイドは創部を閉鎖し，露出した神経末端が空気に曝されることを防ぐ．これによって，浅い創傷に特有なヒリヒリする疼痛を軽減することができる．

なお，最近ではスルファジアジン銀を含有した抗菌性ハイドロコロイド創傷被覆材（バイオヘッシブAg）なども発売されており，応用範囲が拡大したといえる．

ハイドロジェル（グラニュゲルなど）

ハイドロジェルは湿潤環境を維持して肉芽や上皮の形成を促進するとともに，すみやかな冷却効果により炎症を軽減して疼痛を軽減する．

また，透明なので創面の観察が可能である．

ポリウレタンフォーム（ハイドロサイトなど）

ポリウレタンフォームは自重の約10倍の滲出液を吸収し，

メモ

wound bed preparation（創面環境調整）

創傷の治癒を促進するため，創面の環境を整えることである．具体的には壊死組織の除去，細菌負荷の軽減，創部の乾燥防止，過剰な滲出液の制御，デブリードマンによるポケットや創縁の処理を行うことである．

メモ

moist wound healing（湿潤環境下療法）

創面を湿潤した環境に保持する方法である．生体由来の滲出液に含まれる多核白血球，マクロファージ，酵素，細胞増殖因子などを創面に保持することで創傷治癒を促す方法である．細胞遊走を妨げず，自己融解を促進して壊死組織除去に有効な場合もある．

この方法は，従来のガーゼドレッシングに代わって，高機能な創傷被覆材の登場により閉塞性ドレッシングが可能なことになったことで医療現場においても急速に普及した．

スキルアップ！

バイオヘッシブAg

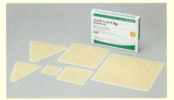

（アルケア株式会社）

最近ではスルファジアジン銀含有のハイドロコロイドが発売されており，有用性が高い．

本材はハイドロコロイドが創面の滲出液を吸収・保持し，湿潤環境を維持するとともに，ハイドロコロイドに含まれているスルファジアジン銀が抗菌効果を発揮し，創面の環境を良好に保持する．

適切な湿潤環境を維持して肉芽や上皮の形成を促進する．ドレッシング材の溶解や剥落による創部の残渣がない．

また，創部接触面は非固着性ポリウレタンネットのため，創面からずれても形成された上皮の剥離を起こしにくい．

アルギン酸ドレッシング

アルギン酸塩は自重の10〜20倍の吸収力がある．多量の滲出液を吸収しゲル化し，創面に湿潤環境を維持することにより治癒を促進する．

また，創部との接触面でアルギン酸塩中のカルシウムイオンと血液・体液中のナトリウムイオンの交換が起こり，カルシウムイオンは濃度勾配により毛細血管内に拡散する．これにより止血作用が得られる．

ハイドロファイバー

ハイドロファイバーは自重の約30倍の吸収力がある．アルギン酸塩の約2倍の水分保持力を持ち，治癒に最適な湿潤環境を長期間維持し肉芽形成を促進する．吸収した滲出液の横方向への広がりを抑え，創周囲の健常皮膚の浸軟を防止する．

また，銀含有ハイドロファイバーは細菌などを含む滲出液を内部に閉じ込め，創部への逆戻りを抑える．この状態で銀イオンが放出されるので，滲出液に含まれた細菌を迅速かつ効率的に抗菌することができる．

4）ドレッシング材の使い方

ドレッシング材使用においては，創面からの滲出液をアセスメントすることで，適切に交換する必要がある．慢性創傷では密封した創面から得られた滲出液が細胞増殖を阻害するという報告がある．wound bed preparationとはあくまで適切な滲出液の制御による治療法であり，その理論と実際を熟知した上で，潰瘍治療に用いるべきであろう．

なお，ポリエチレン薄膜を用いた，いわゆる"ラップ療法"に関しては，エビデンスのある報告はない．あくまでmoist wound healingの理論に基づいた治療であるが，実施するにあたっては患者の同意が必須である．

5）創傷被覆材のピットフォール

　皮膚科医は創傷管理のみならず，表在性皮膚感染症の治療に長けているため，問題になることは少ないが，創傷被覆材使用における最大の問題点は感染に対する対応である．

　今日，市中のドラッグストアでも容易に創傷被覆材が入手可能である．また，在宅現場においては，皮膚科医へのアクセスが容易ではないうえに，創傷管理に興味を持つもしくは積極的に介入する医師ばかりではないので，処置が簡便なドレッシング材を感染創に使用する傾向がある．

　創面のアセスメントの経験がなければ，一見感染のリスクが少ないと思える鮮紅色調を呈する肉芽組織にも，実は感染リスクが高い創が存在するのは臨床上，とくに経験するところであり，このような創面に安易に創傷被覆材を用いると，感染を容易に誘発することとなる．

　さらに在宅現場などでは，その事の重大さに患者や家族が気付くことなく，場合によっては敗血症に至る場合もある．

　創傷被覆材を使用するときには感染に関して十分に注意するとともに，創面のアセスメント能力を絶えず涵養する努力が必須である．

　現在，ともすれば否定的に論じられる旧来からの消毒後のガーゼドレッシングは，感染リスクを極力低下させるために編み出された先人たちの知恵であることを忘れてはならない．

項目No. 10 外用薬の混合

ココが知りたい！No.13

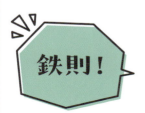

鉄則！ ステロイド薄めて強さ変化なし

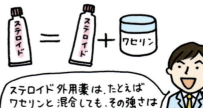
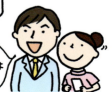

ステロイド外用薬は，たとえばワセリンと混合しても，その強さは変わりません

3 bare essentials

1. 外用薬を混合処方する場合には基剤を統一させるのが大原則である．

2. 副腎皮質ステロイド外用薬をワセリンで等量混合しても，強さは変化しない．

3. 混合した軟膏は冷蔵庫のドアポケットで保存する．

外用薬の混合処方のメリット

　皮膚科医の処方で特徴的なものに，異なる外用薬の混合処方がある．ただし，すべての皮膚科医が混合処方を推奨しているわけではなく，反対の立場をとる皮膚科医は，単剤のみ治療を行う場合がある．
　これは配合変化や配合による不活化などの問題があるからであり，混合処方はとにかく外用療法を熟知したうえで行うべきである．単なる思いつきで混合処方するべきではない．混合処方のメリットは以下の点である．

①目的の異なる外用剤を混合することで，1剤で複数の目的が達成される．
　例）副腎皮質ステロイド軟膏と保湿剤を混合することで，痒み止めと保湿の両方の効果が得られる．
②基剤と混合することで処方量の増加が図られる．
　例）副腎皮質ステロイド軟膏を全身に塗布する必要がある場合，ワセリンと等量混合することで，倍量処方ができる．

　このために混合処方には大原則があり，「混合する外用薬は，基剤を一致させなければならない」という鉄則を記憶しておきたい．
　むろん，詳細には油脂性基剤と油中水型の乳剤性軟膏は混

合してもよいが，慣れるまでは原則基剤を一致させる必要がある．

スキル

混合処方が不適な例をみてみよう．

①水中油型（O/W型）は他の基剤と混合することで乳化が破壊され効果がなくなる!!

> ザーネ軟膏，レスタミンコーワクリーム，ユベラ軟膏などは他の基剤と混合すると，効果がなくなるので，混合は避けるべきでしょう！

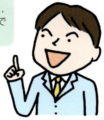

②油中水型（W/O型）は他の基剤と混合することで透過性が高まり効果が増強する!!

> ヒルドイドソフト，パスタロンソフト軟膏，ネリゾナユニバーサルクリーム，メサデルムクリームなどは他の基剤と混合すると透過性が高まります．
> しかし，これは悪いことばかりではなく，たとえば副腎皮質ステロイド外用薬とヒルドイドソフト軟膏を混合することで，より高い効果が得られることとなるのです．もっとも，副作用もそれだけ強くなるので要注意！

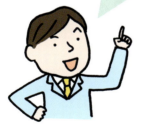

③活性型ビタミンD₃外用薬は酸性に弱い!!

> ボンアルファ，ボンアルファハイ，オキサロール，ドボネックスは酸性の外用薬と混合することで失活してしまいます！

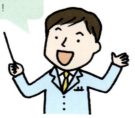

メモ

液滴分散型外用薬

液滴分散型外用薬とよばれるものがある．これは基剤の中に配合剤が粒のような形状で存在する外用薬である．活性型ビタミンD₃外用薬などがこれにあたり，やはり混合処方することで配合剤が壊れてしまうため，混合処方には向かない．

処方例

◆皮脂欠乏性皮膚炎

アンテベート軟膏　25g
　　　　＋
ヒルドイドソフト軟膏　25g
（等量混合）1日2回単純塗布

◆湿潤している接触皮膚炎

ダイアコート軟膏　5g
　　　　＋
亜鉛華軟膏　25g
（1：5混合）1日2回単純塗布

混合処方の注意点─副腎皮質ステロイド

　副腎皮質ステロイド軟膏の構造は，皮膚表面に塗布した際に最大の効果を得るべく，飽和状態として作られている（図10-1）．ちょうど満員の通勤電車で，乗車率200％のようなものであり，駅でたとえ半分の乗客が下車したところで，まだ定員一杯である．

　副腎皮質ステロイド軟膏も同様であり，ワセリンなどで混合し希釈したとしても，強さは変わらないことも多い．ただし，気をつけるべきは強さも同じであれば，副作用も同じとなることである．

　よく「薄めてあるので副作用も少なくなりました！」と患者に説明する人がいるが，誤りである．

図10-1　副腎皮質ステロイド軟膏の構造は

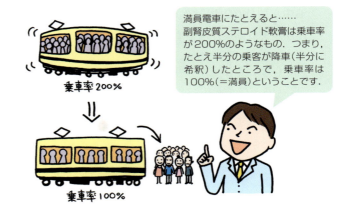

ムダ知識!!

　副腎皮質ステロイド軟膏と抗真菌薬の混合はしばしば行われる．実は教科書的にはこれは誤りである．

　真菌感染症であれば副腎皮質ステロイド軟膏で局所免疫が抑えられてしまうため，真菌は発育が容易になってしまう．

　真菌症ではなく，湿疹だったとしても皮疹が治らない場合に，真菌検査を行ったとしても，真菌の検出が当然できないので，混合した抗真菌薬のために検出できない可能性が出てきてしまう．

　ただ，実際の医療現場では裏ワザ的に両者の混合がやられている場合も多い．筆者は聖人君子でも何でもないので，とくにこれを否定するつもりはない．実際，これでよくなる患者も存在する．

　しかし，この技を使ってよいのはあくまで湿疹・皮膚炎群や真菌症などの皮膚疾患と外用療法の知識が十分にあることが大前提であり，「何かわからないけど，とりあえず両方に効果があるように……」などといった軽い気持ちでは絶対にやるべきではない．

混合処方の注意点─保存の方法

　混合処方した場合，防腐剤などの効果がなくなる場合もあるので，極力冷所保存するように指導する．冷蔵庫に保管するが，温度としてはドアポケットに保管してもらうとよい．

　さらに，いつまでに使い切ってもらうかであるが，未開封のチューブタイプであれば表示期間を厳守し，開封したあとチューブは半年以内に使い切ってもらう．混合製剤は冷蔵庫で4週間が限度である．

　また，外用薬によって使用期間が設定されているものもあり，たとえば増殖因子製剤であるフィブラストスプレーは冷所保存で使用開始後2週間以内に使い切る．

スキル

外用薬の使用上の注意点

①チューブ（図10-2）

- できれば綿棒などで間接的に取り，一度出したら元に戻さない．
- 先端に軟膏が出てしまった場合には，きれいに拭き取ってから保管する．
- 直接患部に使用しない．
- しばらく使用しなかった場合には，軟膏先端部を取り除いてから使用する．

図10-2　外用薬の使用上の注意（チューブ）

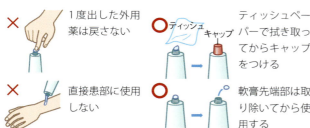

②容器（図10-3）

- できれば綿棒などで間接的に取り，一度出したら元に戻さない．
- できれば小さな容器に小分けする．
- 冷蔵庫ではドアポケットに保存する．
- 開封日を記載する．
- 不特定多数の処置用の場合には，アルコール消毒をした軟膏ヘラ等を用いる．

図10-3　外用薬の使用上の注意（容器）

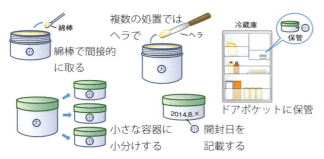

メモ

外用薬における ジェネリック医薬品

　現在，医療費削減のため国を挙げてジェネリック医薬品使用が推奨されている．むろん，ジェネリック医薬品が悪いわけではなく，薬剤によっては剤型を変更しアドヒアランスを上げている場合もある．

　しかし，外用薬に限った場合，ジェネリック医薬品使用はまだ慎重にならざるを得ない，というのが筆者の見解である．

　ジェネリック医薬品は配合剤が同じであるというだけで，まず基剤が同一であるという保証はどこにもない．さらに，防腐剤などの添加物などが異なるため，先発品と比較しpHが異なる可能性もある．

　そうなると，混合調剤を依頼した場合，ジェネリック医薬品に変更すると，先発品では起こらない配合変化などが生ずる可能性が残るのである．

ココが知りたい！No.14

項目No.15 潰瘍治療外用薬

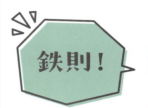

褥瘡の基剤選びのワザひかる

鉄則！

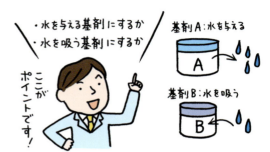

3 bare essentials

1. 皮膚潰瘍治療外用薬においては，配合剤（つまりその外用薬の作用）のみならず基剤（つまり水を吸うか，与えるか）を考え使用薬剤を決定する．

2. 抗菌作用を有する薬剤と抗生物質含有外用薬を混同して使用してはならない．

3. ドレッシング材は数多あるので，自ら得意とする製剤を数種類熟知しておけばよい．

潰瘍治癒過程と外用薬の使い方

現在，わが国にはさまざまな潰瘍治療用の外用薬が存在する（**表15-1**）．

これらを使いこなすためには，創傷治癒理論とそれぞれの外用薬の特性を十分に理解して，実際の創傷に最も必要な処置が何であるのかを理解する必要がある．

潰瘍治療外用薬は多数の書籍が出版されており，詳細は割愛するが，大きく①感染の制御，②肉芽形成促進，に分けることができる．

しかし，現在の創傷治癒理論は湿潤環境下の創傷治癒がコンセンサスであり，創面を適切な湿潤環境に保つことが求められる．すなわち，配合剤（＝薬剤の作用）だけではなく基剤（＝水を吸うか，与えるか）を考慮して選択する必要がある（**表15-2**）．

①感染の制御

感染創などに対し，抗菌作用を期待する場合などに複数の外用薬を混合することもあるが，混合により配合変化が生じて，有効成分が失活してしまうこともあるため，安易に混合するべきではない．

しかし，酸化亜鉛の重層法など，長年の経験と理論的合理性のある治療法は積極的に活用することが高度な創傷管理のスキルとなる．創傷管理において，抗菌作用を有する薬剤と

表15-1　褥瘡・皮膚潰瘍治療外用薬

目的	商品名	一般名	剤形	使用法
肉芽形成促進・創の縮小	フィブラスト	トラフェルミン	スプレー：250μg，500μg	1日1回．溶解後は10℃以下の冷暗所保存．2週間以内に使用
	アクトシン	ブクラデシンナトリウム	軟膏：3%	1日1〜2回
	プロスタンディン	アルプロスタジルアルファデクス	軟膏：0.003%	1日2回
滲出液・感染・壊死物質制御	ゲーベン	スルファジアジン銀	クリーム：1%	1日1回
	ユーパスタ	白糖・ポビドンヨード配合	軟膏：白糖70%，ポビドンヨード3%	1日1〜2回
	カデックス	ヨウ素	軟膏：0.9%，外用散：0.9%	1日1回
	ブロメライン	ブロメライン	軟膏：5万単位/g	1日1回
	エレース	蛋白・核酸分解酵素	バイアル：フィブリノリジン25単位，デオキシリボヌクレアーゼ15,000単位	1日1〜数回
	デブリサン	デキストラノマー	外用散（特定保険医療材料）	1日1〜2回
その他	アズノール	ジメチルイソプロピルアズレン	軟膏：0.033%	1日1〜数回
	亜鉛華軟膏	亜鉛華軟膏	軟膏：10%，20%	1日1〜数回

表15-2　基剤との対照表

疎水性基剤	油脂性基剤		創部の保湿・保護	亜鉛華軟膏 プロスタンディン軟膏
親水性基剤	乳剤性基剤	水中油型	加湿効果	ゲーベンクリーム
		油中水型	創部の保湿・保護	
	水溶性基剤	マクロゴール軟膏	吸水効果	アクトシン軟膏 ヨードコート軟膏 ブロメライン軟膏 ユーパスタ軟膏

抗生物質含有外用薬を混同してはならない．

　まず，抗菌薬とは細菌などの病原体に対し，殺菌的もしくは静菌的に働く薬剤のことであり，広い意味では抗生物質含有外用薬を含む．

　ただし，抗菌作用を有する薬剤といえば，通常はポビドンヨードなどのように細菌を化学的機序で死滅させる外用薬を指すことが多い．

　このような薬剤は耐性菌選択のリスクが少ないため，外用薬を長期にわたって使用することが多い創傷管理での使用に適している．

　では，実際の外用薬をみてみたい．

> ### メモ
>
> **ポビドンヨード**
>
> ポビドンヨードはヨウ素と1-ビニル-2-ピロリドン重合物の複合体からなる医薬品である．その機序は，ポビドンヨードからヨウ素が遊離し，その酸化作用により，細菌の蛋白質合成を阻害することで強力な殺菌作用を有する．
>
> 本剤は人体毒性が低く，かつ一部の芽胞菌にも有効であり，10％水溶液などは外用消毒薬として使用される．
>
> ただし，ポビドンヨードは血漿などの有機物と接触することで，殺菌作用が著しく低下するため，注意が必要である．

> ### メモ
>
> **ヨードホルムガーゼ**
>
> ヨードホルムガーゼは感染制御に非常に有用な製剤であるが，あくまで処置用製剤であり，薬価がついておらずコストの面で使用しづらい場合がある．

精製白糖・3％ポビドンヨード（ユーパスタコーワ軟膏，ポビドリンパスタ軟膏など）

ポビドンヨードと白糖が含有された製剤である．白糖は，高浸透圧により滲出液を減少させるとともに，細菌成長阻害作用とバイオフィルム形成抑制作用を有する．

さらに，線維芽細胞からのコラーゲン合成を促進させることが知られている．

本剤は，ヨウ素過敏の既往がある患者や甲状腺機能異常，腎不全，新生児への使用は十分注意を要する．多種の商品が販売されているが，薬価が大きく異なることも注意すべきであろう．

ポビドンヨード（イソジンゲル，ネオヨジンゲルなど）

吸水性のマクロゴールを基剤とするポビドンヨード製剤である．

本剤も，ヨウ素過敏の既往がある患者や甲状腺機能異常，腎不全，新生児への使用は十分注意を要する．

ヨウ素軟膏（ヨードコート軟膏），カデキソマー・ヨウ素（カデックス軟膏0.9％，カデックス外用散）

いずれも，ヨウ素の作用により，殺菌作用を発揮する薬剤である．このうち，ヨウ素軟膏は，吸水するとゲル化するという基剤特性を併せ持つため，薬剤交換時の利便性に優れている．

一方，カデキソマー・ヨウ素は基剤にデキストリンポリマーが用いられ，滲出液を吸収することで，創面の清浄化が図られる．ただし，軟膏のほうが，取り扱いが簡単である反面，外用散は吸水機能に優れる．

ヨードホルム（ヨードホルム，ヨードホルムガーゼ）

いずれも，ヨードホルムから遊離するヨウ素の作用により，殺菌作用を発揮する薬剤である．このうち，ヨードホルムガーゼは保険適用がない．

滲出の多い感染創に，とくにヨードホルムガーゼはドレナージ効果の観点からも有効であるが，多量に用いた場合には中毒症状を起こしうるので，十分に注意する．

スルファジアジン銀（ゲーベンクリーム）

本剤はクリームと名がある通り，水中油型製剤であり，これまでに挙げた製剤と異なり，創面に水を与える作用を持つ．

スルファジアジンはサルファ剤であるが，本剤は銀により抗菌効果を発揮すると考えられている．

金属には抗菌活性を持つものがあり，抗菌性金属を各種の無機物担体に担持したものを無機系抗菌剤とよぶ．これら無機系抗菌剤は有機系抗菌剤に比べ一般に安全性が高く，広域な抗菌スペクトルを有し，耐久性，耐熱性に優れていると考えられている．

銀の抗菌メカニズムについて，銀が細胞膜，細胞壁に作用して抗菌活性を発揮するとされるが，その詳細はいまだ不明である．イオン化した銀が-SH基と反応し，細胞膜あるいは細胞内に侵入して各種蛋白を変性させる結果，効果を発揮するという報告や活性酸素に作用するという報告がある．

本剤は，サルファ剤に対し過敏症を有する患者や新生児，低出生体重児には使用してはならないことに注意する．

銀イオン含有創傷被覆・保護材（アクアセルAG）

カルボキシメチルセルロースナトリウムからなる高吸収性繊維に銀イオンを加えた創傷被覆材である．

高吸収性繊維はゲル化することで滲出液を保持することで，高い効果が期待できる．

アクリノール含有酸化亜鉛（アクリノール・亜鉛華軟膏）

外用殺菌消毒剤であるアクリノールは，アクリジニウムイオンとなり，細胞の呼吸酸素を阻害することで作用を発揮する．生体組織にほとんど刺激を与えず，血清蛋白質の存在下でも殺菌力は低下しない．

創傷に対しては，主に酸化亜鉛に混合して用いられるが，近年その使用頻度が減り，いわゆる俗称「リバボチ」も通用しなくなってきた．古典的な軟膏であるが，酸化亜鉛の有効性も引き出せることから，有効に用いたい薬剤である．

ブロメライン（ブロメライン）

抗菌作用ではないが，ブロメラインという蛋白分解酵素により，化学的デブリードマンを目的とした製剤．パイナップルを食すと，舌に刺激を感ずるが，これはパイナップルに含まれる蛋白分解酵素による刺激のためである．

メモ

フィブラストスプレー

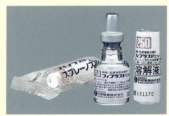

（科研製薬株式会社）

スキルアップ！

表皮化の最終段階は・・・？

創傷治癒の最終段階である表皮化は，少々乾燥傾向に保つ方がいいことは前述したが，アクトシン軟膏自体も表皮細胞を直接活性化する薬剤であり，最終段階でいわば仕上げとして用いることが可能である．

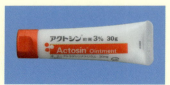

（マルホ株式会社）

②肉芽形成促進

トラフェルミン（フィブラスト）

トラフェルミンとは，塩基性線維芽細胞増殖因子であり，創傷治癒を強力に促進する増殖因子である．

トラフェルミンは血管新生作用，肉芽形成促進作用等によって創傷治癒を促進する．創傷治癒効果は強いが，スプレータイプのため単剤では創部の湿潤環境を維持しにくく，他の外用薬やドレッシング材などを併用するとよい．

また，本剤は局所濃度が有効性に大きく影響することから，外来患者に投与する場合，使用法を十分教育し，理解させる必要がある．

さらに，白色ワセリンなどの油性基剤軟膏などと併用するなど，湿潤環境を維持するための工夫が必要である．

ブクラデシンナトリウム（アクトシン）

ブクラデシンナトリウムは局所血流改善作用，血管新生促進作用，肉芽形成促進作用，表皮形成促進作用などにより創傷治癒を促進する．基剤のマクロゴールが吸湿性を有するため，滲出液過多の創面や浮腫の強い創面に使用する．

一方，滲出液の少ない創では乾燥を招くことがあるので注意を必要する．上皮化を促す際には経験的に乾燥傾向のほうが，治癒が早いことが知られており，有効性が高い．

アルプロスタジルアルファデクス（プロスタンディン）

アルプロスタジルアルファデクスは皮膚血流増加作用，血管新生促進作用により，創傷治癒を促進する．

また，線維芽細胞にも作用して増殖を促進し，さらに線維芽細胞からの増殖因子を増加させることで，角化細胞の増殖をも促進する．

油脂性のプラスチベースが基剤として用いられているので，滲出液量が適正ないし少ない創に適しており，滲出液の多い創面や浮腫の強い創面には向かない．

スキル

褥瘡の局所治療は，日本褥瘡学会および日本皮膚科学会よりガイドラインが出されている．創面のアセスメントにより，治療の流れが示されており，ガイドラインに沿って治療するのが原則である．

オススメしたい！この製品　ヨードコート軟膏

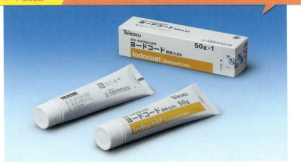

（帝國製薬株式会社）

一般的にヨウ素製剤は，有効成分のヨウ素が殺菌作用を有するため，慢性期の深い褥瘡では滲出液の多い感染期を中心に使用されることが多い．なかでもヨードコート軟膏0.9％（以下ヨードコート軟膏）の基剤は水溶性であり，外用薬としては最も高い吸水能を有するため，過剰な滲出液を吸収する．また，褥瘡の局所治療は，有効性や安全性の高さに加え，実際の処置施行の負担軽減の観点も重要な評価項目であり，処置が簡便で短時間で終了することなどが望まれる．褥瘡治療外用薬としては，「塗り広げやすい」「薬剤が創から除去しやすく，洗い流しやすい」ものが「使いやすい」薬剤である．また，とくにヨウ素製剤が適応される時期では，滲出液による頻回のガーゼ交換が必要となるため，「滲出液による衣類やシーツの汚れが少ない」ことも重要である．

筆者はヨウ素製剤を用いた褥瘡処置に携わる看護師を対象としたアンケート調査を行ったが，その結果ヨードコート軟膏は他のヨウ素製剤と比較し，ゲル化する点や，取扱いの容易さが看護師に高く評価されていた．感染制御時にはとくに考慮したい点である．

メモ

トレチノイントコフェリル（オルセノン）

トレチノイントコフェリルは線維芽細胞をはじめとする細胞の遊走能を促進する作用や，細胞増殖促進作用などにより肉芽形成促進作用および血管新生促進作用を発揮する．基剤として水分を70％含む乳剤性基剤を用いているため，乾燥傾向の強い創面に適しており，滲出液の多い創面や浮腫の強い創面には向かない．残念ながら現在販売が一時中止されている．

スキルアップ！

褥瘡ケアに興味がある方，必見！　待望の改訂新版‼

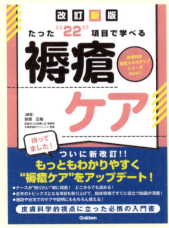

発行：Gakken
判型・ページ数：B5版 144ページ
定価：2,090円（本体：1,900円）

同時発売の本書の姉妹編『たった"22"項目で学べる褥瘡ケア 改訂新版』もぜひ‼

項目No. 18 サンスクリーン

ココが知りたい！No.15

鉄則！ 紫外線 シミシワそのうえ がんつくる

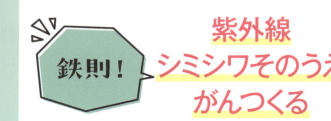
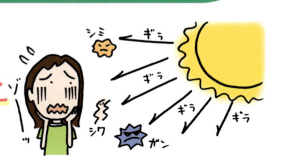

3 bare essentials

1. スキンケアにおいて，遮光は重要な位置を占める．

2. 皮膚が紫外線に長期に暴露されると，いわゆるシミ，シワ，そして皮膚がんが誘導される．

3. しかし，最近はシミに関して優れた美白剤もある．

紫外線とサンスクリーン剤を知ろう！

　紫外線防御は，長期に健やかな皮膚を保つためには必要不可欠な要素であるが，諸外国に比較し，わが国ではその重要性の認識がやや低い環境と言わざるをえない．海外の海水浴場などには「子どもを紫外線から守ろう！」などのポスターが掲示されており，雨曝しに国会議員の不自然な笑顔が痛々しいポスターが目立つわが国の某海水浴場とはエライ違いである．

　われわれが受ける紫外線にはUVAとUVBがある（図18-1）．UVAのほうが波長は長く，より深く真皮レベルまで達し，UVBは波長が短く表皮レベルに留まる．UVAは光老化とよばれる，いわゆる"しわ"の形成に関係し，UVBはシミなどの色素誘導や，皮膚がんの発症に深く関係する．

　紫外線からの「スキンケア」は高齢者のみならず，むしろ子どものころから積極的に行うべきである．紫外線の作用と特徴は表18-1，2にまとめる．

　光老化を防ぐには，サンスクリーン剤をうまく使用することが重要である．サンスクリーン剤にはSPFとPAという指標が表示されている．

　SPFとはUVBをどれだけカットできるかとの指標であり，最小紅斑量という紅斑を誘起するために要する最小の光線照射量を基準として，サンスクリーン剤未塗布部と塗布部の比から求めたものである．

図18-1 紫外線の種類と特徴

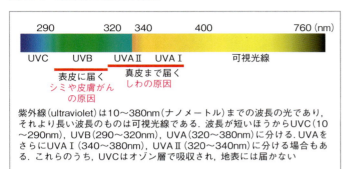

紫外線(ultraviolet)は10～380nm(ナノメートル)までの波長の光であり、それより長い波長のものは可視光線である。波長が短いほうからUVC(10～290nm)、UVB(290～320nm)、UVA(320～380nm)に分ける。UVAをさらにUVA I (340～380nm)、UVA II (320～340nm)に分ける場合もある。これらのうち、UVCはオゾン層で吸収され、地表には届かない

表18-1 紫外線の働き

- サンバーン
- サンタン
- しみ・そばかすを誘導
- シワを誘導
- 皮膚がんを誘導
- 局所免疫低下
- ビタミンD合成

表18-2 紫外線を知ろう

- 正午が一番強い
  ― 午前10時から午後2時までが60%
- 天候に左右される
  ― 快晴　　　100%
  ― うすくもり　80%
  ― 曇り　　　60%
  ― 雨　　　　40%
- 高度に左右される
  ― 1,000m上昇すると約10%アップ！

ワンポイント！

光線過敏症

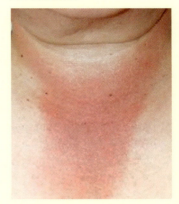

光線過敏症とは、通常では問題にならないような少量の光を浴びたときに皮膚反応をきたす状態の総称。

あくまで簡単にいえば(正確にはこの限りでないが、わかりやすさを優先する)、サンスクリーン剤をまったく塗布していない人が炎天下10分で皮膚に紅斑が生じたとする。そこにサンスクリーン剤を塗布して、100分で紅斑が生じた場合、100/10でSPFは10となる。この計算から、SPFはおおむね20～30程度で十分であるとされる。

また、PAとはUVAカットの指標である。紫外線照射直後からメラニンの酸化で起こる即時型黒化反応を指標として検

メモ

サンスクリーン剤による接触皮膚炎防止

サンスクリーン剤の紫外線防御において，吸収剤（有機成分）と散乱剤（無機成分）の2種が存在する．吸収剤は，ある化学物質が紫外線エネルギーを吸収して他の物質に変換することを利用したものである．このため，時に吸収剤は接触皮膚炎を惹起することがあり，そのような場合には散乱剤のみの製品を使用するとよい．

メモ

ハイドロキノンは美白剤

筆者のクリニックでは，美白剤として4％ハイドロキノンを提供している．保険適用外となるので，自費で購入が必要であるが，比較的安価で提供しており，なまじ得体の知れない化粧品を使用するより経済的である．

優れた効果が得られる場合も多く，使用者に喜ばれている．

また，刺激感など副作用がみられた場合にはコウジ酸に変更する．

図18-2 サンスクリーンの選択要因

SPFとは？
- MED（minimum erythema dose）という紅斑を誘起するために要する
- 最小の光線照射量を基準にして，サンスクリーン未塗布部と塗布部の比で求めたもの
  SPF＝塗布面のMED/MED

PAとは？
- UVAをどれくらいカットできるかの指標
- 紫外線照射直後からメラニンの酸化で起こる即時型黒化という反応を指標として検定
- ＋，＋＋，＋＋＋，＋＋＋＋まである

定したものである．＋，＋＋，＋＋＋，＋＋＋＋と表示され，通常であれば，＋＋＋程度で十分である（図18-2）．

サンスクリーンの上手な使用法は，自分の皮膚や嗜好に合った製品を選択し，こまめに塗り直すことである．また，活性酸素対策としては，ビタミンC，ビタミンE，βカロチン，ポリフェノール類を摂取するとよい．

紫外線によるシミができてしまったら……

不幸にして，紫外線によりシミができてしまった場合，美白剤を用いるとよい．

シミにはメラニン色素が関与しているが，メラニンはチロシンという物質から各種化学反応を経て生合成される．その過程を阻害すれば，理論上新たなメラニンの蓄積がなくなり，結果としてシミが薄くなるわけである．

中でも最も効果が高いとされるのは，ハイドロキノンである．従来は各種の濃度の自家製剤として，各医療機関で調製していたが，2001年に化粧品における規制緩和が行われて以降，各種の製品が発売されるようになった．おおむね数か月使用すると効果が得られる．

ただし，刺激感などの副作用が問題点となる．それ以外には，コウジ酸やアルブチン，アロエシンなどが美白剤として用いられる．

オススメしたい！この製品　ノブ　UVシールドEX／ノブ　UVローションEX

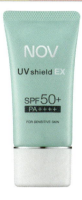
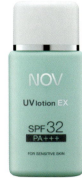

（常盤薬品工業株式会社）

　ノブ UVシールドEXは，SPF50＋　PA＋＋＋＋，ノブ UVローションEXは，SPF32　PA＋＋＋であり，化粧下地としても使用可能である．一般的に日やけ止めには，吸収剤と散乱剤という2種類がある．

　吸収剤は，紫外線を吸収剤に吸収して化学反応させることで，皮膚に届く紫外線をカットする．そのため，その化学物質により時に皮膚に刺激自覚する人が存在する．

　一方，散乱剤は，皮膚表面で紫外線を反射・散乱させて紫外線をカットする．そのため皮膚への刺激が比較的少ないとされている．

　この2剤はノンケミカルであり，その点安全性が高い．

項目No.16 ストーマ管理の外用療法

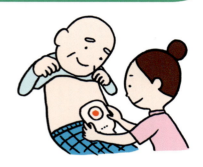

鉄則！ 幸せなオストメイトはケア上手

3 bare essentials

1. ストーマ周囲皮膚障害の原因として排泄物による刺激，物理的刺激，化学的刺激，感染の4点が重要である

2. ストーマ用装具もセラミドが含有された製品など皮膚科学視点から工夫された製品も多数登場している

3. ストーマ用装具の工夫だけでなく，スキンケア製品などの使用が皮膚障害防止に有用である

　ナースにとってストーマケアは誰しも経験する医療行為であろう．広義にはストーマ用装具も外用薬であり，その知識は愛護的看護を実践するナースに必須である．

　ストーマとは，元々ギリシャ語で「口」を意味する用語であるが，近年では「手術によって腹壁に造られた排泄口」の意味で用いられる．また，オストミーとは，ストーマ造設手術の意味であり，大腸癌や膀胱癌のほか，潰瘍性大腸炎やクローン病などの患者で手術によりストーマを造設したヒトを「オストメイト」とよぶ．疾患の性質から，高齢者に多いものの，先天性疾患患者などでは若年者にみられることもある．

　ストーマには，小腸と大腸の消化管ストーマと尿路ストーマがあり，それぞれ人工肛門・人工膀胱とよばれる．小腸ストーマは，回腸ストーマとして主に右下腹部に多く造設され，他方大腸ストーマは下行結腸もしくはS状結腸ストーマとして主に左下腹部に造設される（図16-1）．尿路ストーマは回腸導管，尿管皮膚瘻，膀胱瘻などがあり，左右両側に造設される（図16-2）．

　ストーマは腸管もしくは尿管が直接皮膚表面に開口するように作成され，当然表面は粘膜であり鮮紅色を呈する．

　ストーマはその構造上，肛門や尿道口と異なり括約筋が存在しないため，自ら排泄をコントロールすることが不可能である．このため，尿路ストーマでは「尿収袋」が必要となり，随時排泄された尿を溜めておく．

　他方，消化管ストーマの排泄法には「自然排便法」と「灌注

図16-1 消化管ストーマ

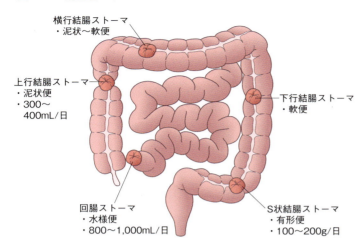

- 横行結腸ストーマ
  ・泥状〜軟便
- 上行結腸ストーマ
  ・泥状便
  ・300〜400mL/日
- 下行結腸ストーマ
  ・軟便
- 回腸ストーマ
  ・水様便
  ・800〜1,000mL/日
- S状結腸ストーマ
  ・有形便
  ・100〜200g/日

図16-2 尿路ストーマ

●回腸導管　　●尿管皮膚瘻（両側尿管）　　●尿管皮膚瘻（一側合流尿管）

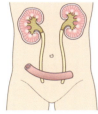 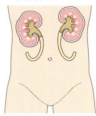 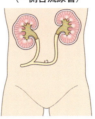

回腸の一部を15〜20cm切り取り，左右の尿管をつなげる．腸の一方を閉じ，もう一方を腹部に開けた皮膚に縫い付けてストーマを造設する．

両方の尿管を左右に分けて，腹部に2つの出口のストーマを造設する．

片方の尿管をもう一方の尿管に縫いつけ，1つの出口のストーマを造設する．

排便法」が存在する．「灌注排便法」とは，「洗腸」ともよばれ，いわゆる浣腸の要領でストーマから腸内に微温湯などを注入し洗浄する方法である．

　一方，「自然排便法」は，ストーマ部に排泄物を貯留させる装具を貼付する方法であり，構造自体は比較的単純であることから，高齢者などにおいても容易に管理することができる方法として現在多く利用されている一般的な方法である．

　排泄物の性状は当然ストーマによって異なり，小腸ストーマでは水様便もしくは下痢便様であるが，大腸ストーマでは固形便を呈することが多い．

　ストーマは絶えず便や尿，消化管内容物などが排泄され，周囲皮膚に晒される部分であることから，皮膚障害が起こり

やすい部位である．とくに一時的ストーマとは異なり，永久ストーマではオストメイト自身のセルフケアが必要となる．このため患者教育も重要であり，ある程度のスキンケアの知識はオストメイトに対し必須となる．

　近年の医療技術の進歩により永久ストーマは減少傾向にあるが，高齢化は大きな問題となっており，年齢を重ねることでの身体機能の低下や体型の変化によるセルフケア障害が看過できない問題となっている．さらに，ストーマは痛覚がないため，オストメイト自らがそのトラブルを早期に自覚することが困難である側面も考慮しなければならない．

1）ストーマ周囲皮膚障害

　ストーマ周囲皮膚障害の原因として，①排泄物による刺激，②物理的刺激，③化学的刺激，④感染の４つが重要である．

①排泄物による刺激
　消化管ストーマにおいては，便による刺激が問題となる．便はアルカリ性であり，また消化管に存在する消化酵素もストーマ周囲皮膚に直接接触することから皮膚障害を惹起する．とくに水様便では消化酵素が多く含まれており，小腸ストーマでは大きな問題となる．

　また，尿路ストーマでは，尿中に含まれるアンモニアなどが刺激となる．とくに病変が長期に及ぶ場合，偽上皮腫性肥厚がみられる場合もある．

　排泄物そのものによる一時刺激はもちろん重要な皮膚障害の原因となるが，これ以外にも排泄物が長期に皮膚表面に貯留する点も考慮する必要がある．この点，適切なストーマ用装具が使用されているかどうかは重要であり，面板ストーマ孔ストーマのサイズがきちんと合っているかどうかを確認する．さらに，ストーマ用装具接着部位が，腹壁などにより適切でない可能性を排除する必要がある．

　また，セルフケア患者においては，ストーマ装具の交換間隔が長くなっていないかどうかを確認しなければならない．

②物理的刺激
　ストーマ用装具は当然皮膚と長時間接触するものであり，剥離刺激などにより皮膚障害を起こす．

ストーマ用装具は，面板とパウチからなる．面板とは，ストーマ周囲皮膚に粘着させるための皮膚保護剤を有する部分である．

他方，パウチは面板に接着し，ストーマから排泄物を溜める袋である．面板とパウチが一体となった製品はワンピース装具とよばれ，別々のものをツーピース装具とよぶ．

面板には，その形状の違いから平型と凸型とよばれる2つのタイプがある．

平型は，ストーマ自体が高さを有し，ストーマ周囲の腹壁が平坦な場合によい適応となる．

凸型は，ストーマ自体が周囲皮面と比較しても低い，もしくは陥没している場合によい適応となる．

ストーマはそのサイズにより面板に孔を開け，皮膚に貼付するが，面板の孔によって，自ら穴を開ける自由孔型，一定の孔が作成されている既成孔型が存在する．また，面板には板状，練状，粉状を呈する皮膚保護剤が付いており，粘着剤の役割をもつ．皮膚保護剤の耐久性はその成分だけでなく，ストーマ周囲腹壁の形状，気候や体重の変化などが関係する．

なお，パウチには，消化管用と尿路用がある．

③化学的刺激

ストーマ用装具の粘着テープや，皮膚保護剤などによる接触皮膚炎などが化学的刺激の原因となる．当然，遅延型アレルギーによる接触皮膚炎も念頭に置かなければならない．皮膚保護剤や粘着テープ貼付部位に起こるため，ストーマの外周部位に皮膚障害が生ずる．

また，時に長時間のストーマ用装具の接着による発汗により，浸軟を来たしてしまう場合もあり，この場合には装具交換の間隔を短くする必要がある．アレルギー性接触皮膚炎を疑った場合には，パッチテストなどで原因検索を行うべきであり，皮膚科医に相談するとよい．

④感染による刺激

ストーマ用装具貼付部位は当然閉鎖空間となるため，外用薬の密封療法を行った場合同様，感染が問題となる．毛包炎などの細菌感染や，カンジダなどの真菌感染が起こりやすい．

また，オストメイト側の要因で，低免疫や免疫抑制状態にある場合，感染のリスクは一層増すこととなる．

2）ストーマにおけるスキンケア

　　ストーマ周囲の皮膚を健康に保ち，ストーマ用装具による皮膚障害を防ぐためには，前述した①〜④に挙げた原因の除去を図るべきである．ただし，これらの原因は決して独立して存在するものではなく，オストメイトにおいては，それら複数の要因が複雑に関与して皮膚障害を惹起している場合が多い．

　　ストーマ用装具のみでなく，スキンケア製品などを含むいわゆるアクセサリーとよばれる製品の使用が皮膚障害防止に有用であり，それらの特性を十分理解して適切に用いることが重要である．

　　アクセサリーには，固定具・皮膚被覆剤・凸型嵌め込み具・粘着剥離剤・脱臭剤・腹帯・袋カバー・洗剤・皮膚被膜剤・はさみ・計測具などが含まれる．

　　ストーマ用装具の最近の進歩としては，皮膚科学の視点に立脚した新製品の登場であろう．

セラミド配合皮膚保護剤ストーマ用装具

　　皮膚の保湿能におけるセラミドの重要性は，皮膚科学においては常識である．近年，保湿薬などスキンケア用品においてはセラミドを配合することで，その目的を達する製品が多く市販されているが，ストーマ用装具にもこのような製品が登場した．

　　従来の皮膚保護剤は，親水性／疎水性ポリマーの配合・成型を調整もしくは工夫することで物理的あるいは化学的刺激を回避しようとしていたが，ツーピース装具であるセルケア2（アルケア株式会社）は，皮膚保護剤にヒト型セラミドを含有させることで，ストーマ用装具着用中でも，高いバリア機能を維持することを目的に開発された製品である．また，粘着力と凝集力のバランスを見直すことで，物理的刺激も極力低くしている．面板は薄くかつ柔らかい素材を使用することで腹壁との接着性も改善されている．この製品にはコンパクトなドーム型パウチも装着可能であり，オストメイトの入浴や水泳も可能である．

　　この他には，伸縮性を重視した製品も開発されており（センシュラ　ミオ［コロプラスト株式会社］），有用性が高い．

オススメしたい！この製品　セラミド配合皮膚保護剤ストーマ用装具

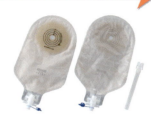

セルケア1・U
面板とストーマ袋が一体になっているので，装着時の違和感も軽減．ダブルロック口具により，レッグバッグや採尿バッグの接続もスムーズ．

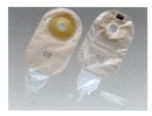

セルケア1・Dcキャップ
ソフトタイプの口具により，水様便〜泥状便の場合でも外部から圧搾（ミルキング）し，排出することができる．においや便漏れを防ぎ，目詰まりした場合に機能を回復する"通気回復フィルター"を採用．

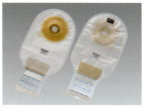

イレファインTD-30
面板にはアルカリ性の強い排泄物から皮膚を保護する，高緩衝能皮膚保護剤を使用．面板に水様便の漏れ込みを防ぐ，セーフティプレートを使用．

（アルケア株式会社）

粘着剥離剤

ストーマ用装具を着脱する際に，皮膚保護剤の粘着性による表皮剥離を軽減するために用いる．石油系溶剤にアルコールを含んだ製品が大半を占める．最近では，非アルコール性の低刺激性製品（Cavilon皮膚用リムーバー：スリーエムジャパン株式会社）も登場しており，有用性が高い．

オススメしたい！この製品　粘膜剥離剤

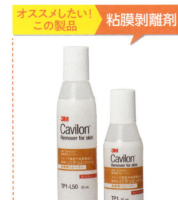

3M™ キャビロン™ 皮膚用リムーバー
非アルコール性で低刺激．皮膚にやさしく，剥がした後の洗浄もラクに行える．

（スリーエム ジャパン株式会社）

皮膚保護剤

　排泄・分泌物の皮膚への接触を防止し，皮膚を生理的状態に保つ作用のある吸水粘着剤であり，面板とパウチの隙間を埋めるために別売りされているものがある．プロケアーソフトウエハー・リング（アルケア株式会社）などの板状皮膚保護剤，カラヤペースト（ホリスター）などの練状皮膚保護剤，バリケアパウダー（コンバテック株式会社）などの粉状皮膚保護剤がある．板状皮膚保護剤と練状皮膚保護剤は主としてストーマ用装具と皮面の隙間を埋め排泄物の漏れを防ぐ目的で用いられ，粉状皮膚保護剤は排泄物とその水分を吸収し，ストーマ周囲皮膚を保護することを目的とする．

　ナースの間では，時にストーマ以外でも，粉状皮膚保護剤を古典的油性軟膏と混合する自家製剤として皮膚保護の目的で使用されることも多い．

オススメしたい！この製品　皮膚保護剤

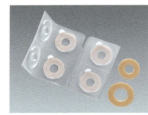
（アルケア株式会社）

プロケアーソフトウエハー・リング
　ストーマ周囲のシワやくぼみの補正に用いる．適度な柔らかさで，ハサミを使わずに，手でも加工が可能．ストーマ周囲に使用しやすいリング形状で，各種ストーマ装具の面板とよくなじむ両面粘着タイプ．

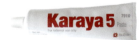
（ホリスター）

カラヤペースト
　天然カラヤガムを使用した練状皮膚保護剤．排泄物の漏れを防ぎ，ストーマ周囲の皮膚を保護．

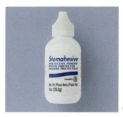

（コンバテック株式会社）

バリケアパウダー
　面水分を吸収してゲル状になり，排泄物の刺激から皮膚を保護する補正用皮膚保護剤．粉状親水性コロイド成分．

皮膚保護膜形成剤

　塗布することで撥水性の均一な被膜を形成することで，排泄物汚染，テープ・粘着製品の物理的刺激等から皮膚を保護する．最近では，キャビロン非アルコール性皮膜（スリーエムジャパン株式会社），TENAバリアクリーム（ユニ・チャームメンリッケ株式会社）などが市販されており有用性が高い．

皮膚保湿洗浄クリーム

　水を使うことなく，洗浄と保湿が図れるクリームも発売されており，オストメイトにも重宝されている．天然オイルで汚れを浮き上がらせ，拭き取るだけで洗浄と保湿が可能なリモイスクレンズ（アルケア株式会社）などが発売されており，使用後ストーマ用装具をすぐ貼付することも可能である．

抗菌薬含有石鹸

　ストーマ用装具使用により，時に周囲皮膚に真菌感染などが生ずる．当然KOH法により真菌検査を行い，適切な抗真菌薬の処方をすべきであり，また，細菌感染症であれば抗生物質内服もしくは外用が可能である．ただし，何らかの理由でこれらの治療ができない場合，ストーマ周囲の皮膚感染症に対し，トリクロサンとミコナゾール硝酸塩を配合したコラージュフルフル液体石鹸（持田ヘルスケア株式会社）の使用が有用な場合があり，考慮すべきケアである．

副腎皮質ステロイド外用薬

　ストーマ用装具により接触皮膚炎が生じた場合，適応となる．注意すべきは，面板使用部などに塗布することになるので密封療法などの注意点をオストメイトに伝える必要がある．
　また，基剤選択も重要であり，油性基剤を選択した場合，比較的多量に使用するとストーマ用装具の接着が阻害されてしまう恐れもある．時にこの観点からローション剤の選択を強調する場合があるが，乳剤性ローション剤の場合，適切な使用量を順守しなければ，やはりストーマ用装具の接着に問題が生ずる．

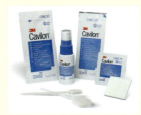

オススメしたい！この製品
皮膚保護膜形成剤

3M™ キャビロン™
非アルコール性皮膜

（スリーエム ジャパン株式会社）

非アルコール性の被膜剤．撥水効果を約72時間発揮し，体液の浸透を防止．

項目No. 11 ワセリンとは？

ココが知りたい！ No.17

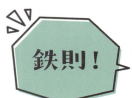

鉄則！ 不純物気になるあなたはプロペトで！

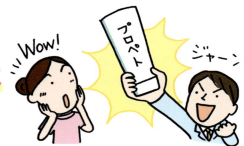

3 bare essentials

1. ワセリンは安全性が高く，保湿効果も得られる．安価であり在宅医療などでも重宝する．

2. ワセリンの不純物が気になる場合には精製したワセリンであるプロペトを用いるとよい！

3. ただし，プロペトは遮光保存する．

　各種軟膏の基剤として用いられる白色ワセリンは安価であり，安全な薬剤である．時にワセリンはべたつき，汗腺を塞ぐことから，皮膚によくないとする考え方があるが，肉眼的にみて明らかに多量のワセリンを塗布するのは問題であるものの，「項目No.9　外用薬の塗布方法」で先述した使用量を守る限りは問題がない．

　そもそも，皮膚に大きな問題が出るような基剤であれば，これほど軟膏として頻用されないはずであり，厚生労働省の認可など受けられない．

　ただし，ワセリンには過酸化物などの不純物が含まれており，時に皮膚を刺激する．このため，その不純物を除いたプロペトを使用するほうがより安全である．

　プロペトは眼科用軟膏の基剤であり，保険適用にも「皮膚保護」が明記されているので保湿剤として使用するのも問題ない．また，薬価もワセリンと大きな違いもなく，塗布しやすいのもメリットである．とくに在宅医療においては安価であり，保湿目的にぜひ利用していただきたい外用薬である．

　ただし，抗酸化物も除去されており，遮光保存するほうが好ましい．

オススメしたい！この製品　アンテベート軟膏

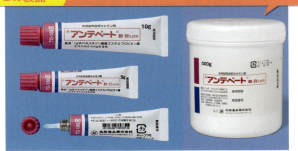

（鳥居薬品株式会社）

　ベタメタゾン酪酸エステルプロピオン酸エステル（0.05％）の副腎皮質ステロイド軟膏．ベリーストロングクラスで，比較的難治性の湿疹皮膚炎群に効果を示す．特徴的なのは基剤であり，ワセリンの不純物を除いたサンホワイトを使用している．このため，若干高いが安心して使用できる！

　サンホワイトは白色ワセリンに微量に含まれる芳香族化合物，硫黄化合物などの不純物を除去した高品質の白色ワセリンである．紫外線吸収がほとんどみられず，光酸化の影響もほとんど受けない．化学的に安定な高品質の基剤であり，皮膚刺激性が低いことが知られている．バリア機能が障害されたドライスキンなどによい適応となる．

　注意すべきは，アンテベート軟膏のジェネリック医薬品は，サンホワイトを使用していないものがあり，注意を要する．

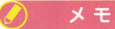　メモ

純度の高いワセリン「サンホワイト」

　プロペトよりさらに純度が高いワセリンとして，サンホワイトが存在する．しかし，本剤はプロペトと異なり，「皮膚保護」の保険適用がなく，副腎皮質ステロイド軟膏では，アンテベート軟膏などの基剤として採用されている．

ココが知りたい！No.18 項目No.14 抗生物質含有外用薬

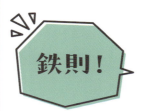

鉄則！ **抗菌力 気休めかもよ ゲンタシン**

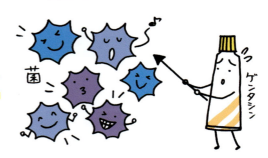

3 bare essentials

1. 現在頻用されている抗生物質含有外用薬には，耐性を有する菌が多い．

2. さらに，二次感染防止などといいながら，不用意に抗生物質含有外用薬を多用することは，自ら耐性菌を生み出すこととなる．

3. 皮膚科領域で抗生物質含有外用薬を積極的に用いる疾患は，痤瘡や伝染性膿痂疹などの表在性細菌感染症である．

抗生物質含有外用薬の種類と適応疾患

　抗生物質含有外用薬は皮膚科診療においても頻用するが，耐性菌出現防止の意味からも，濫用は慎むべきである．そもそも抗生物質とは，主に微生物から産生されて微量でほかの細胞の発育を阻止する化学物質である．

　抗生物質の代表であるペニシリンは，1929年にアレクサンダー・フレミングによりアオカビから発見された．現在では，バイオテクノロジー技術の発達により，人工的に合成されるが，本来抗生物質は微生物由来であり，細菌のみに選択的に毒性を示す物質である．

　このため，完全に人工的に合成されるサルファ剤などは，厳密には抗生物質ではない．抗生物質の問題点としては，その多用により，薬剤耐性菌が出現することである．とくに皮膚においては，抗生物質を皮面に外用した場合，比較的容易に耐性菌が誘導されることが明らかとなっており，治療が長期間にわたる創傷部などにおいては，原則として抗生物質含有外用薬を使用してはならない．

　抗生物質含有外用薬の主な適応疾患として，表在性皮膚感染症，深在性皮膚感染症，慢性膿皮症，外傷・熱傷および手術創等の二次感染などであり，痤瘡の適応を有するものもある（表14-1）．なかでもアクアチムやダラシンTは痤瘡に有効性が高い．アクアチムには軟膏，クリーム，ローション，ダラシンTにはゲル，ローションがあり，病変と患者の嗜好に

表14-1　主な抗生物質含有外用薬

商品名	一般名	剤形
アクアチム	ナジフロキサシン	軟膏：1%，クリーム：1%，ローション：1%
ダラシンT	クリンダマイシンリン酸エステル	ゲル：1%，ローション1%
ゲンタシン	ゲンタマイシン硫酸塩	軟膏：0.1%，クリーム：0.1%
ソフラチュール	フラジオマイシン硫酸塩	貼付薬
バラマイシン	バシトラシン・フラジオマイシン硫酸塩配合	軟膏：バシトラシン250単位・硫酸フラジオマイシン2mg
フシジンレオ	フシジン酸ナトリウム	軟膏：2%
ゼビアックス	オゼノキサジン	油性クリーム：2%　ローション：2%
フシジンレオ	フシジン酸ナトリウム	軟膏：2%

合わせて使用する．抗生物質含有外用薬であるので，実際に毛包炎が起きている部分に用いるべきであり，炎症が起きていないニキビなどにはアダパレン（ディフェリン）を用いたい．

　ゲンタシンは皮膚創傷治療に皮膚科以外で使用されることも多いが，実際には耐性菌が多い．この点，フシジンレオやゼビアックスはいまだ耐性菌も少なく，有効性が高い．

スキル

　伝染性膿痂疹（のうかしん）に対する外用療法において，皮膚科学者でも意見が分かれるのは副腎皮質ステロイド外用薬使用の是非である．細菌感染と湿疹病変が混在する病変であるので，なかなか難しい議論である．

　副腎皮質ステロイド外用薬使用反対派は，あくまで感染症であり，局所免疫を低下させてしまう副腎皮質ステロイド外用薬使用は病態に合わないという主張である．

　対する肯定派は，湿疹病変を副腎皮質ステロイド外用薬によりすみやかに治癒させることで病変部は乾燥し，おのずと細菌感染が治癒するとの考え方である．

　ともに，理論的に正しい主張であるが，実際には病変により判断すべきであろう．滲出が多く，明らかな感染局面であれば，抗生物質含有外用薬とともに亜鉛華軟膏の重層療法を，痒みが強い湿疹主体の局面であれば副腎皮質ステロイド外用薬を用いるとよい．むろん，シャワー浴による保清指導なども重要であり，これも広い意味での外用療法である．

処方例

◆**炎症を伴う痤瘡**

　ダラシンTゲル　10g
　1日2回単純塗布

◆**滲出を伴う伝染性膿痂疹**

　フシジンレオ軟膏　10g
　1日2回単純塗布
　　　　　＋
　亜鉛華軟膏　10g
　1日2回重層療法

エピソード

　「ウチの先生はゲンタシン軟膏ばかり処方するの！　もう耐性菌だらけっていうのに，馬鹿じゃない?!」という悪口に似た不満をよく耳にする．

　しかし，鬼の首を取ったように「先生！　ゲンタシン軟膏は耐性菌ばかりで気休めですよ！」などと言い放つのはやめたほうがいい．おそらくその先生もそんなことは100も承知なのだ！

　思い出していただきたいが，外用薬は配合剤のみで選択するのではない．基剤の作用も重要であるのだ．キズにゲンタシン軟膏を使うのは，抗菌目的ではなく，ワセリンの保護作用を期待するものかもしれないのである．

抗生物質含有外用薬　14　105

項目No.19 洗浄剤

ココが知りたい！No.19

鉄則！ 泡立てて優しく洗うドライスキン

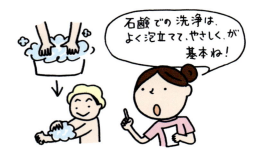

3 bare essentials

1. 保清は重要であるが，同時に皮膚の保湿に必要不可欠な皮脂膜も落としてしまう可能性がある．

2. 石鹸は皮膚のpHに大きく影響を与えるので，極力弱酸性の製品を選択する．

3. 洗浄剤は過剰に使用せず，適量を泡立てて洗浄する．

界面活性剤のメカニズム

　日ごろ，われわれは何気なく石鹸を使用する．石鹸は界面活性剤からできており，厳密には脂肪酸ナトリウムと脂肪酸カリウムのみを石鹸とよび，それ以外を合成洗剤とよぶ．

　界面活性剤は，親水基と親油基が結合したもので，通常では混ざることのない水と油を結合させる（**図19-1**）．当然ほとんどの汚れは油性であり，それを水で洗い流しやすくする目的である．

　界面活性剤には以下の4つの作用があり，汚れを落とす．

作用1　浸透作用
　水に界面活性剤を加えると，界面張力が下がり，水が浸入しやすくなる．

作用2　乳化作用
　油が界面活性剤の分子に取り囲まれ，小滴となる．

作用3　分散作用
　界面活性剤を加えると細かな粒子になり，水中に散らばる．

作用4　再付着防止作用
　界面活性剤を加えると，汚れは再付着しなくなる．

図19-1 界面活性剤

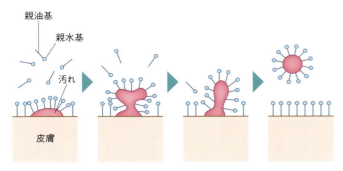

親油基が汚れの表面に吸着する.

石鹸の規格

　日本工業協会の規格では，石鹸はpH9〜11であり，それよりpHが低い，つまり皮膚表面のpHに近いものは合成洗剤となる．

　アルカリ性の石鹸もしくは合成洗剤を使用して，身体を洗った場合，皮膚表面のpHを大きく狂わせてしまう．通常の健康な皮膚の場合，皮膚の緩衝作用が働き，石鹸により一過性にアルカリ性に傾いたところで皮膚はすみやかにpHが回復する．また，皮膚表面の皮脂や汗などは酸性物質であるので，石鹸はこれらにより，大部分の界面活性作用を失うことから，さらに皮膚表面へのダメージは少なくなる．しかし，とくに乳幼児や高齢者の皮膚は，その生理的特徴からもともとアルカリ側に傾く．そのため，石鹸で洗浄した場合，皮脂などが少ないため正常なpHに戻りにくい．この観点から，最近では弱酸性ながら十分な洗浄効果を持ち，かつ皮膚表面の皮脂膜に影響を与えない合成洗剤が開発されており，高齢者やアトピー性皮膚炎患者などのバリア機能が低下した皮膚には使用する価値がある．

　高齢者やアトピー性皮膚炎患者の皮膚に普通の石鹸を用いる場合には，十分なすすぎと洗浄後の保湿剤使用が必要である．

ムダ知識!!

石鹸は，古代ローマ時代の初期に，サポー(Sapo)とよばれる丘で，動物の肉を焼いた際，したたり落ちた油脂を木の灰が鹸化し，土にしみ込み，その土で手を洗ったら汚れがとれることにより発見されたとされる．英語で石鹸をソープとよぶが，サポーの丘が由来であるとの説がある．

メモ

近年，皮膚科学理論を踏まえた洗浄製品が多数市販されている．ここではニキビなど病態に応じて使い分けが可能な製品を紹介する．

スキンピールバー AHAマイルド

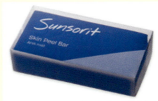

（サンソリット株式会社）

角質ケア成分AHAを配合したピーリング石鹸ビギナーの方におすすめの石鹸．

スキンピールバー AHA

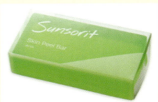

（サンソリット株式会社）

角質ケア成分AHAを配合した普通肌・脂性肌の方向けのピーリング石鹸．

スキンピールバー ティートゥリー

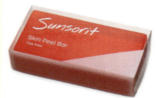

（サンソリット株式会社）

毎日の洗顔でニキビ予防に効果的．角質ケア成分AHA1.0%，ティートゥリーオイル配合．

スキンピールバー ハイドロキノール

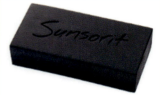

（サンソリット株式会社）

角質ケア成分AHA・BHAに加えハイドロキノンを配合．色素沈着に効果的．

> **スキル**
>
> 最近では弱酸性の合成洗剤において，ミセル形成により，汚れの油は除去するが，生理的に存在する皮脂膜を落とさないといった優れた製品が登場しておりスキンケアにおいては非常に有用である．
>
> また，水なしで洗浄が可能な製品（例：リモイスクレンズなど）も多数発売されており，日常の医療現場はもちろん，地震が多いわが国では必須の製品となっている．

石鹸による洗浄方法

洗浄方法であるが，ドライスキンの場合，合成洗剤を十分に泡立てて，素手で洗うとよい．

しかし，素手に抵抗がある場合には，刺激性の少ないやわらかい布を使用する．筆者は日本手ぬぐいなどの使用をすすめている．

オススメしたい！この製品　リモイスクレンズ

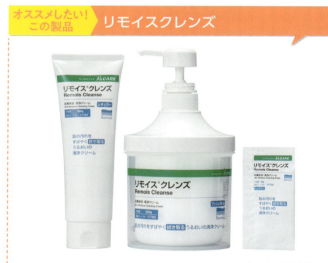

（アルケア株式会社）

本剤は天然オイルで汚れを浮き上がらせ，拭き取るだけで皮膚の保清が図られる．保湿剤が配合されており，これだけでもバリア機能の改善が図られる．筆者は，先の東日本大震災の際に，被災地支援に出かけたが，断水した家庭が大部分であった．当然水は貴重品であり，飲料用として使用しなければならない．本剤を無償で提供したところ，大変喜ばれた．

項目No.20 非ステロイド（NSAIDs）外用薬

ココが知りたい！ No.20

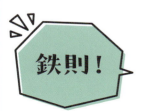

鉄則！ 皮膚科ではあまり使わぬNSAIDs

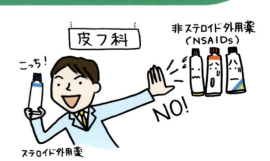

3 bare essentials

1. 非ステロイド外用薬は，過去，副腎皮質ステロイド外用薬の副作用防止の観点から多用されていたが，最近皮膚科領域では使用されなくなってきている．

2. 非ステロイド外用薬こそ，色素沈着を誘導する．

3. あくまで鎮痛作用がメインと考え，帯状疱疹など，痛みを伴う皮膚疾患で使用する場合がある．

　以前はステロイド外用薬の副作用軽減を目的として，非ステロイド外用薬が多用された．

　しかし，最近では接触皮膚炎や色素沈着などの副作用の面から，あまり使用されなくなっている．

　適応疾患としては帯状疱疹，脂漏性皮膚炎，貨幣状湿疹に加え，イブプロフェンピコノールには尋常性痤瘡の保険適用がある．

処方例

◆痛みを伴う帯状疱疹

スタデルム軟膏　10g
1日2回単純塗布

メモ

帯状疱疹による神経痛

　帯状疱疹による神経痛は患者のQOLを大きく低下させる．

　以前は鎮痛目的により非ステロイド外用薬が積極的に用いられたが，近年は優れた内服の抗ウイルス薬や鎮痛薬が多数出てきており，その使用頻度は減ってきている．

スキル

最近のトレンド！　ダーマコスメ

　ナースであれば患者からさまざまな健康相談を受けるが，皮膚トラブルに関する相談も少なくない．無論，通常診療で対応できるものがほとんどであろうが，保険診療に及ばない場合もあろう．たとえば，患者本人ではなく家族の相談である．顔面の色素斑や尋常性痤瘡などのアドバイスは市販品を利用するものよい．

　近年，ダーマコスメが注目されている．本製品は，皮膚科学に基づいて作られた化粧品であり，皮膚科学（Dermatology）とCosmeticの合成造語である．基礎および臨床研究が熱心に行われている製品もあり，科学的評価が可能である．

　日本ロレアル株式会社のエファクラピールケアセラムなどがこれにあたり，尋常性痤瘡に有用性が高い．

エファクラＨイソバイオームクレンザー

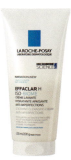

（日本ロレアル株式会社）

　痤瘡の原因となる皮脂や汚れを落とす，しっとりタイプの洗顔料．痤瘡の要因ともなるマイクロバイオームの環境を整えることに注目し，痤瘡治療薬による乾燥や刺激を和らげながら使用することのできる洗顔料．マイクロバイオームのバランスを整える，独自成分アクアポゼフィリフォルミス配合．肌を鎮静し保湿する，ナイアシンアミド・ベニノキ種子エキス・シアバターを配合．

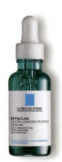
（日本ロレアル株式会社）

エファクラ H イソバイオーム クリーム

　ニキビ治療中の乾燥もべたつき感も，同時にケアする保湿クリーム．イソバイオームクレンザーと同様，痤瘡の要因ともなるマイクロバイオームの環境を整えることに注目し，痤瘡治療薬による乾燥や刺激を和らげながら使用することができる．
　痤瘡治療薬との併用試験を実施し，安全性，痤瘡治療薬との併用による有用性が検証されている．マイクロバイオームのバランスを整える，独自成分アクアポゼフィリフォルミス配合．肌を乾燥から守り，バリア機能をサポート．

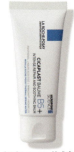
（日本ロレアル株式会社）

エファクラ ピールケアセラム

　敏感肌にも使える角質ケア美容液．毎日のピーリングとして使用できる美容液で，軽症〜中等症の痤瘡患者における臨床試験を実施し，安全性，有用性を確認している．サリチル酸・乳酸・フィチン酸を配合．肌を鎮静し保湿する，ナイアシンアミド・ターマルウォーターを配合．

シカプラスト リペアクリーム B5+

（日本ロレアル株式会社）

　肌本来の機能を再生し，今までにない肌修復を．肌修復（リペア）におけるマイクロバイオームの役割に着目し，常在菌のえさとなるプレバイオティックス，プロバイオティクスを兼ね備えている．また，鎮静効果のあるパンテノール，抗炎症作用のあるツボクサ葉エキス成分を配合し，常在菌のバランスを整えながら炎症を抑えることで，早く良く肌修復が起こることに寄与する．

項目No. 21 活性型ビタミンD₃外用薬

ココが知りたい！No.21

鉄則！ 難治部位 ビタミンDの底力

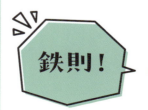
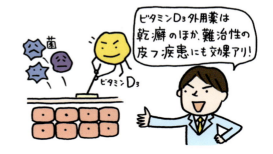

3 bare essentials

1. 活性型ビタミンD₃外用薬は，表皮のターンオーバーが亢進する乾癬の第1選択薬である．

2. 活性型ビタミンD₃外用薬は酸性に弱い．

3. 活性型ビタミンD₃外用薬は，乾癬以外にもさまざまな難治性皮膚疾患に有効であることが報告され，今後の臨床応用が期待されている．

活性型ビタミンD₃外用薬には未知なる可能性

　活性型ビタミンD₃外用薬は，表皮が異常に増殖する疾患である乾癬治療において第1選択として広く使用されている．
　さらに，活性型ビタミンD₃外用薬の使用経験が蓄積されるにつれ，本剤は尋常性白斑などの難治性皮膚疾患にも有効性を発揮することが明らかとなった．
　保険適用外使用であるという問題点は残るものの，活性型ビタミンD₃外用薬は未知なる可能性を秘めた薬剤である．
　現在，わが国において使用可能な活性型ビタミンD₃外用薬は3種類ある．

①タカルシトール（ボンアルファ）

　本剤にはわが国で最初に商品化された2μg/g含有のボンアルファと，20μg/g含有のボンアルファハイがあり，濃度による使い分けが可能である．一般にボンアルファ以外の3剤を高濃度製剤とよぶ．
　ボンアルファハイのほうが有効性は高いものの，ボンアルファには各剤形が揃っている．症状が軽い患者ではクリームを好むことも多く，小児ではその安全性の面から第1選択となる．
　他方，ボンアルファハイは高濃度製剤の中で唯一1日1回の用法設定がなされており，コンプライアンスの面で優れている．

②カルシポトリオール（ドボネックス）

本剤は外用部位における刺激感がしばしば問題点となるため，顔面には使用できない．

この刺激感の観点から，むしろ副腎皮質ステロイド外用薬と併用することで臨床効果を上げると同時に刺激感を軽減する治療が試みられている．

本剤は1週間最大使用量が90gまでと定められている．

③マキサカルシトール（オキサロール）

本剤は比較的速効性を有し，軟膏は皮膚への伸展性にも優れている．また，ローションは粘性を高めることで使用時に垂れにくくなるように工夫されている．

本剤は1日の最大使用量が10gまでと定められている．

処方例

◆**体幹の尋常性乾癬**
オキサロール軟膏　10g
1日2回単純塗布

◆**頭部の尋常性乾癬**
ボンアルファローション　10g
1日2回単純塗布

オススメしたい！この製品：カルシポトリオール・ベタメタゾンジプロピオン酸エステル（ドボベット軟膏）

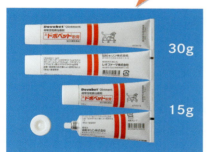

（協和キリン株式会社）

活性型ビタミンD₃であるカルシポトリオール水和物と副腎皮質ステロイドであるベタメタゾンジプロピオン酸エステルの配合外用剤．いわゆる合剤である．諸外国ではすでに長年にわたり使用されてきたが，やっと本邦で発売が決定した．これまでも臨床現場では活性型ビタミンD₃外用薬と副腎皮質ステロイド外用薬の混合は，医師の指示で行われてきたが，安定pH域が異なる両剤を配合すると薬剤分解が生じ，各薬剤の力価が低下する可能性が指摘されていた．この点を解決する薬剤であり，その効果が期待される．

活性型ビタミンD₃外用薬の乾癬以外への応用

活性型ビタミンD₃外用薬は乾癬のみでなく，他の難治性皮膚疾患に有効であるとするさまざまな報告がなされている．副腎皮質ステロイド外用薬に比較して局所副作用が格段に低いため，今後の展開が期待される．

活性型ビタミンD₃外用薬が有効であるとの報告がある疾患は，掌蹠膿疱症，毛孔性紅色粃糠疹，汗孔角化症，掌蹠角化症，脂漏性角化症，尋常性白斑，結節性痒疹，脂漏性皮膚炎，尋常性疣贅などであり，実際に筆者も多数の尋常性白斑患者で有効性を確認している．

メモ

活性型ビタミンD₃外用薬と保険適用

活性型ビタミンD₃外用薬はさまざまな皮膚疾患に有効であることを述べたが，尋常性疣贅などは原則液体窒素による凍結療法によるため大変痛い．

この点，外用療法はとくに小児患者などに好評であるが，活性型ビタミンD₃外用薬はこれらの疾患に保険適用がないため，実際の臨床現場では悩むこととなる．この場合，外用薬は自費で購入することになるが，活性型ビタミンD₃外用薬を含め，新薬はおおむね高価であり，患者負担も大きい．

項目No.22 新しい外用薬と従来の外用薬

ココが知りたい！No.22

鉄則！ ヤブ医師やなんでもかんでもアズノール

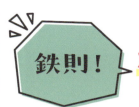
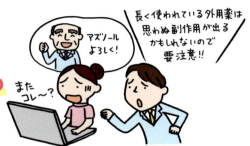

3 bare essentials

1. 従来から頻用されている外用薬であっても副作用には十分注意する．

2. 最近の尋常性痤瘡治療薬は，ピーリング効果も得られ，整容的にも高い満足が得られる．

3. アトピー性皮膚炎治療薬は副腎皮質ステロイド以外の薬剤が多く登場し，優れた有効性が期待できる．

新しい外用薬の適応と将来性

外用薬の進歩は目覚ましく，現在では前がん病変である日光角化症なども手術ではなく，外用療法で治癒が可能となった．

①イミキモド（ベセルナ）

イミキモド（ベセルナ）は病変部における免疫システムに作用し，抗ウイルス効果や抗腫瘍効果を惹起させる薬剤である．ウイルス感染細胞や腫瘍細胞に直接作用するのではなく，それを攻撃する免疫を活性化するという薬剤であるため，尖圭コンジローマと日光角化症といった一見関係のない疾患に有効性がある．

つまり，理論上は尋常性疣贅などにも効果があるはずであるが，現在のところ保険適用がない．

②アダパレン（ディフェリン）

尋常性痤瘡治療薬のアダパレン（ディフェリンゲル）は，ビタミンAの誘導体であるレチノイド外用薬であり，毛包の角化を正常化させるほか，抗炎症作用などがあり，ピーリング効果もあるとされている．

副作用として刺激症状や乾燥は必発であり，患者に十分説明しておかなければ，患者自らが使用を中止してしまうことが多い．しかし，使用を継続していくことにより皮膚刺激感

は改善していく．

また，乾燥が大きな問題となる場合には，保湿剤との併用をすすめる．本剤は就寝前などの洗顔後に1日1回塗布させる．保湿剤は本剤使用前に外用するように指導する．効果は徐々に現れることから少なくとも2～3か月の使用を促す．

③タクロリムス水和物（プロトピック）

タクロリムス水和物含有軟膏であるプロトピック軟膏は，アトピー性皮膚炎に適応を有する外用薬である．アトピー性皮膚炎患者の，とくに顔面や頸部の皮疹に有効であり，ストロングクラスの副腎皮質ステロイド外用薬と同等の効果を発揮する．分子量が約800と大きいため，バリア機能が障害された病変部では皮膚に吸収され効果を発揮するが，正常化するにつれ過剰な吸収がなくなる．本剤は外用時刺激性があるが，連用することで徐々に慣れてくることが多い．

④過酸化ベンゾイル（ベピオ）

過酸化ベンゾイルは，表皮において角質を除去することにより，いわゆるピーリング効果が期待できる薬剤である．この作用により毛包上部に存在する角栓を除去することで痤瘡を改善する．さらに，痤瘡の原因でもあるアクネ菌の増殖を抑制する作用をもつ．抗生物質と異なり，過酸化ベンゾイルは薬剤耐性菌の報告がなく，比較的安全に使用できる薬剤である．通常，1日1回洗顔後患部に適量を塗布する．本剤には，漂白作用があるので，使用時には髪や衣料などに付着しないように注意する必要がある．

作用機序から理解できる通り，本薬を使用すると，皮膚剥脱による刺激感や腫脹，紅斑などがみられることがある．時に，紅斑や腫脹は顔面全体や頸部にまで及ぶ場合があるため，予め注意を促しておく必要がある．

これらの症状は保湿薬を併用することで軽減することが可能な場合があり，保湿薬や乳液，化粧水などの使用も併せて指導しておきたい．

治療中断により症状が再燃する場合もあり，皮疹の軽快後も治療継続することで，良好な状態を維持できることも多く，継続使用が望ましい．

また本薬は顔面だけでなく，背部や胸部にも使用可能である．ベピオにはゲルとともにローションが存在しており，患

◆尖圭コンジローマ

ベセルナクリーム 1包を1週間に3日使用する，夜間塗布し，翌日洗浄

伝染性軟属腫，いわゆる水イボは時に小児に多発し，治療は困難を極める．水イボは直接ウイルスが含まれる表皮部分を摘除することで治療するが，暴れまわる子どもも存在する．この点，ベセルナクリームはその作用機序から，水イボにも奏功するはずなのであるが，いかんせん保険適用がない．保険病名をつけようと思っても，「尖圭コンジローム」や「日光角化症」が小児に起きるわけはなく，嘘がバレバレである．

「尖圭コンジローム」はSTDである．当然患者はある程度の罪悪感を有し，同性の医療従事者にかかりたいという患者がほとんどである．こんな真面目そうなおっさんが！ と思うこともあるが，筆者はもちろんおくびにも出さぬ．

しかし，時に異性の医師の診察を希望する患者が存在する．むろん，そちらのほうがある意味怖いのは当然である……

◆尋常性痤瘡

ベピオローション 15g
1日1回洗顔後外用

◆小児のアトピー性皮膚炎

プロトピック軟膏0.03% 10g
1日2回単純塗布

者の好選性に応じて使い分けるとよい.

⑤過酸化ベンゾイル・クリンダマイシンリン酸エステル水和物（デュアック配合ゲル）

本薬は，アクネ菌の増殖抑制効果および抗炎症作用を有する抗生物質であるクリンダマイシンと過酸化ベンゾイルの配合剤である.

クリンダマイシンはリンコマイシン系抗生物質に分類され，細菌の蛋白合成を阻害することで増殖を抑制する．両者の効果が同時に得られるため，外用アドヒアランス向上も期待できる．通常，1日1回洗顔後患部に適量を塗布する.

作用機序から理解できる通り，本薬を使用すると皮膚剥脱による刺激感や腫脹，紅斑などがみられることがある．これらの症状は保湿薬を併用することで軽減することが可能な場合があり，保湿薬や乳液，化粧水などの使用も併せて指導しておきたい.

治療中断により症状が再燃する場合もあり，皮疹の軽快後も治療継続することで，良好な状態を維持できることも多く，継続使用が望ましい．この場合，耐性菌出現の懸念が残るが，抗生物質を断続的に使用することが耐性菌誘導を促すことが知られており，外用コンプライアンスについて指導が肝要となる.

⑥過酸化ベンゾイル・アダパレン（エピデュオ）

本薬は，アダパレンと過酸化ベンゾイルの配合剤である．通常，1日1回洗顔後患部に適量を塗布する.

アダパレンは表皮角化細胞の分化を抑制することで毛穴の閉塞を防ぎ，面胞形成を防ぐ働きを持つ.

過酸化ベンゾイルは痤瘡の原因となるアクネ菌増殖を阻害する．また，角質細胞にも直接作用することで，毛包の閉塞を抑制する．その結果，炎症性非炎症性を問わず皮疹を改善させる.

作用機序から理解できる通り，本薬を使用すると，皮膚剥脱による刺激感や腫脹，紅斑などがみられることがある．これらの症状は保湿薬を併用することで軽減することが可能な場合があり，保湿薬や乳液，化粧水などの使用も併せて指導しておきたい.

治療中断により症状が再燃する場合もあり，皮疹の軽快後

も治療継続することで，良好な状態を維持できることも多く，継続使用が望ましい．この場合，耐性菌出現の懸念が残るが，抗生物質を断続的に使用すると耐性菌誘導を促すことが知られており，外用コンプライアンスについて指導が肝要となる．

⑦ソフピロニウム臭化物（エクロック）

本薬は，本邦初の保険適用を有する原発性腋窩多汗症用の外用薬である．

多汗症の原因となる汗はエクリン汗腺から分泌されるが，エクリン汗腺は交感神経により支配され，アセチルコリンがエクリン汗腺のムスカリン受容体サブタイプ3に作用することで発汗を誘発する．

ソフピロニウム臭化物は，ムスカリン受容体サブタイプ3を介したコリン作動性反応を阻害することで発汗を抑制する．

本薬の保険適用はあくまで原発性腋窩多汗症のみであり，現在のところ他の部位には使用できない．本薬は無色〜微黄色の澄明なゲルまたは半透明なゲルである．

1日1回適量を腋窩に塗布する．具体的には，エクロックゲルを吐出させ，腋窩全体に塗布する．この際，薬液には手を触れないように注意する．薬液塗布後，腋窩皮膚表面が乾くまでは寝具や衣服が触れないようにする．また，使用後の吐出面に残った薬液は，ティッシュペーパーなど除去する．

なお，本薬は抗コリン作用を有するため，閉塞隅角緑内障や前立腺肥大による排尿障害がみられる患者には使用禁忌である．

⑧グリコピロニウムトシル酸塩水和物（ラピフォート）

本薬は，原発性腋窩多汗症用の外用薬である．エクロックゲルと異なりワイプタイプで，ちょうどウェットティッシュペーパーで皮膚表面を拭うように使用が可能である．

グリコピロニウムは，汗腺細胞のムスカリン受容体サブタイプ3に結合し，アセチルコリンの結合を阻害することで制汗作用を発揮する．本薬の保険適用はあくまで原発性腋窩多汗症のみであり，現在のところ他の部位には使用できない．本薬はシート状の薬剤である．通常，1日1回，薬を腋窩に塗布する．両腋窩に対してシート1枚を使用し，必ず使い切

ることが重要である．塗布前には，腋窩表面が清潔で乾いた状態であることを確認する．1枚のシートで両腋窩に塗布した後，手をすぐに洗浄する．使用後の薬剤は袋に入れて破棄する．

なお，抗コリン作用があることから，薬剤が眼に入らないように注意する．万が一，眼に入った場合には十分に洗浄する．また，使い忘れた場合には，気がついたときにシート1枚を用いて塗布し，1日に2回以上使用しない．

さらに，閉塞隅角緑内障や前立腺肥大による排尿障害がみられる患者には使用禁忌である．

⑨オキシブチニン塩酸塩（アポハイドローション）

本薬は，本邦初の保険適用を有する原発手掌多汗症用の外用薬である．現在のところ足底には保険適用がない．あくまで手のひら専門である．

多汗症の原因となる汗はエクリン汗腺から分泌されるが，エクリン汗腺は交感神経により支配され，アセチルコリンがエクリン汗腺のムスカリン受容体サブタイプ3に作用することで発汗を誘発する．

オキシブチニン塩酸塩は，ムスカリン受容体サブタイプ3を介したコリン作動性反応を阻害することで発汗を抑制する．本薬は無色のローションである．1日1回就寝前，片方の手掌に適量を塗布する．概ね，本薬を5回プッシュする量が目安である．その後両手を用いて薬剤を全体に均等に塗り伸ばす．そのまま就寝する．起床後は両手を十分に流水で洗浄する．

なお，本薬は抗コリン作用を有するため，閉塞隅角緑内障や前立腺肥大による排尿障害がみられる患者には使用禁忌である．また，口渇感や便秘がみられることがある．さらに塗布した手掌に接触皮膚炎が生ずることがあり，注意が必要である．

⑩デルゴシチニブ（コレクチム）

本薬は，アトピー性皮膚炎に対する外用薬で，従来の副腎皮質ステロイド外用薬と全く異なる作用機序を有する薬剤である．近年，高度な病変を有するアトピー性皮膚炎患者には複数のJAK阻害内服薬が使用可能となり，高い効果を上げている．これらの薬剤は有効性も高い反面，有害事象が発現す

る可能性も低くないことから，日本皮膚科学会では慎重な導入とともに，治療中のモニタリングを必須としている．モニタリングは採血だけでなく，胸部レントゲンなど画像診断も含まれており，導入医療機関も限られている．

一方，本薬はその成分を配合剤とした外用薬で，当然ドラッグデリバリーシステムの違いから全身的有害事象も軽微であることから，アトピー性皮膚炎において広く使用可能である．

本薬はJAK/STAT経路を活性化するすべてのサイトカインシグナル伝達を阻害し，各種サイトカイン刺激により誘発されるT細胞，B細胞，マスト細胞及び単球の活性化を抑制してアトピー性皮膚炎の炎症を抑制する．アトピー性皮膚炎発症にはIL-4（インターロイキン4），IL-13，IL-31など多くのサイトカインが関与することが知られているが，これらを制御する機構がJAK/STAT経路である．

さらに，デルゴシチニブはサイトカインにより誘発されるフィラグリンなどの皮膚バリア機能関連分子の発現を低下させ，瘙痒を抑制する．

現在のところ軟膏のみが使用可能であり，濃度に応じて0.5％と0.25％が存在する．通常，成人には0.5％製剤を，1日2回適量を患部に塗布する．他方，小児には0.25％製剤を，1日2回適量を患部に塗布するが，小児においても症状に応じて0.5％製剤を1日2回塗布することができる．

なお，1回あたりの塗布量は5gまでとするが，小児の場合体格を考慮する必要がある．注意すべきは1回あたりの塗布量は体表面積の30％までを目安とすることとされており，広範囲の投与はできない．タクロリムス水和物軟膏と比較し，刺激性が少ないのもメリットである．最近の研究では，アトピー性皮膚炎患者に本薬を使用した場合，角質水分量や経表皮水分蒸散量を改善したとの報告があり，アトピー性皮膚炎患者の皮膚バリア機能改善効果が期待できる．

⑪ジファミラスト（モイゼルト）

本薬は，アトピー性皮膚炎に対する外用薬で，副腎皮質ステロイド外用薬と異なる作用機序を有する薬剤である．

ジファミラストは，経口ホスホジエステラーゼ（PDE）4阻害剤である．細胞内において，PDE4は環状アデノシン1リン酸（cAMP）を分解しアデノシン1リン酸（AMP）レベルを上

昇される．細胞内でcAMP濃度が低下すると，その結果，免疫担当細胞は活性化され炎症性サイトカインの産生が促進され抗炎症性サイトカインの産生が抑制される．ジファミラストはPDE4を阻害することで細胞内cAMPレベルを上昇させることで，免疫担当細胞を抑制し，結果腫瘍壊死因子-α（TNF-α），インターロイキン（IL）-17，IL-23など種々の炎症性サイトカインの産生が低下することで炎症反応を抑制すると考えられている．

　PDE4阻害薬は内服薬でも存在し，現在尋常性乾癬に用いられているが，残念ながらアトピー性皮膚炎に対しては保険適用がない．

　現在のところ軟膏のみが使用可能であり，濃度に応じて1％と0.3％が存在する．通常，成人には1％製剤を1日2回適量を患部に塗布する．他方，小児には0.3％製剤を1日2回適量を患部に塗布するが，小児においても症状に応じて1％製剤を1日2回塗布することができる．なお，デルゴシチニブと異なり1回あたりの塗布量制限がない．

　本薬でユニークなのは，10gチューブに加え，多量に使用する患者向けに28gチューブが存在する．だが，臨床現場の人間からみると数多ある薬剤を覚えるのは至難な業で，「28」など"中途半端やな〜"とちゃらんぽらんの漫才如きである（知らない読者も多かろう……）．

⑫タピナロフ（ブイタマー）

　本薬は，アトピー性皮膚炎および尋常性乾癬に対する外用薬で，副腎皮質ステロイド外用薬と異なる作用機序を有する薬剤である．

　ブイタマーは細胞質に存在するリガンド依存性転写因子であるアリル炭化水素受容体（AhR：Aryl hydrocarbon receptor）の活性化を介して，炎症性 サイトカインの産生を抑制し，皮膚バリア機能関連分子及び抗酸化分子の遺伝子発現を誘導する低分子の化合物である．このアリル炭化水素受容体は，毒素を感知するための受容体で，ダイオキシンやベンゼンなどの芳香族炭化水素の結合による特定の遺伝子の発現活性化に関与する．

　なお，アリル炭化水素受容体はIL-17産生に関与することが考えられており皮膚疾患へ有効性が示唆される．アトピー性皮膚炎においては通常，成人および12歳以上の小児には

1日1回適量を患部に塗布する．他方，尋常性乾癬においては通常，成人に1日1回適量を患部に塗布する．

本薬の基剤は軟膏ではなくクリームであり，アトピー性皮膚炎や乾癬の薬剤として初発が軟膏でないのも珍しい．

⑬ リドカイン・プロピトカイン配合（エムラクリーム）

密封療法を行う外用薬も存在する．皮膚レーザー照射療法時および注射針・静脈留置針穿刺時に疼痛緩和目的で使用されるリドカイン・プロピトカイン配合クリームである．通常，成人には，レーザー照射予定部位に10cm^{2}あたり本剤1gを，密封療法（occlusive dressing technique：ODT．p.17参照）により60分間塗布する．

また，塗布時間は120分を超えてはならない．

参考 エムラクリーム

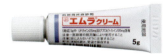

（佐藤製薬株式会社）

今後さまざまな使用法の外用薬が市販される可能性があり，看護師の役割はさらに高まるといえる．

現在，世界で新しい機序の外用薬が多数開発中である．今後の展開が期待される．

思わぬ副作用に注意！

従来から使われる外用薬は，当然長年の使用経験から安全性が高いと考えられるが，思わぬ副作用が出現することがあり，注意を要する．

クロラムフェニコール・フラジオマイシン硫酸塩軟膏（クロマイ-P軟膏）

クロラムフェニコール・フラジオマイシン硫酸塩軟膏（クロマイ-P軟膏）による再生不良性貧血や非ステロイド外用薬による上部消化管出血や腎障害などが報告されている．

副腎皮質ステロイド軟膏

妊娠中の副腎皮質ステロイド軟膏使用による外用療法で

は，催奇形性に関する問題はこれまで起きていないものの，強いレベルの副腎皮質ステロイド外用薬を長期に使用する際には十分注意する．

アズレン（アズノール）

今でも多用される外用薬である．青色を呈し，基剤には精製ラノリンが用いられている．

アズレンによる抗炎症作用が期待できるが，接触皮膚炎の発生には十分注意したい．

アシクロビル（ゾビラックス），ビダラビン（アラセナS）

ヘルペスなどの抗ウイルス外用薬として，わが国ではアシクロビル（ゾビラックス）とビダラビン（アラセナS）がある．両者とも軟膏とクリームがある．

帯状疱疹の多くの場合，全身投与が選択されるので使用頻度は少ないものの，高齢者などで外用療法が選択されることもある．

スピール膏

スピール膏はサリチル酸による貼付剤である．鶏眼（けいがん），胼胝（べんち）に貼付し，数日ごとに貼り替える．

病変部が軟化した際に，メスや安全カミソリで軟化した角質を除去するとよい．ただし，長時間貼付による浸軟には十分注意する．二次感染を誘発しかねない．

処方例

◆単純疱疹

アラセナS軟膏　5g
1日4回単純塗布

スキル

帯状疱疹に関して，全身療法がすでに行われている場合には，局所に抗ウイルス外用薬を併用する必要はない．局所はなんでもいいと言っては言いすぎであろうが，亜鉛華軟膏やカチリ，抗生物質含有軟膏など基剤の働きも期待できるものを選択すべきである．

◆ドラッグストアで手に入る抗ウイルス外用薬

口唇ヘルペスの再発治療薬 アラセナS（ビダラビン）

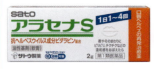 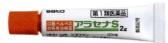

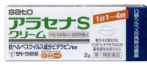 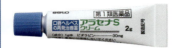

写真提供：佐藤製薬株式会社

- 有効成分に「ビダラビン」を配合した初めてのOTC医薬品
- 有効成分「ビダラビン」は，口唇ヘルペスの再発に1日1〜4回の使用で，口唇ヘルペスの再発に優れた効果をあらわす．
- （軟膏）基剤にワセリンを使用し，患部をやさしく保護する．

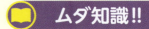 ムダ知識!!

学研ナーシングセミナー「誰も教えてくれなかった外用療法」で意外に質問が多いのがこのアズノール軟膏である．多くは「当院のドクターはなんでもかんでもアズノール軟膏を使う」という苦情である．講師である筆者は，むろん消費生活センターの職員ではなく「もう笑うしかない…（平松愛理…古いね〜♪）」もちろん，その先生は立派な信念があってそうしているのであろうから，筆者がいいとも，悪いともいえた義理ではない．

しかし，外用療法はさまざまな薬剤を病態に応じて使い分けるところに意義があるのである．外用療法を熟知することで，診療レベルは格段に上がるのである．

以上で外用療法のハイキングは終了である．最後までご愛読いただきありがとうございました！読者の方は「驚き，桃の木，ポール牧（古いネ！）」といった新知見を得ていただけたであろうか．
　新知見を得られなくとも，外用療法が少しでも身近に感じていただき，皮膚科医がこれだけのスキルとともに診療をしている事実をご理解いただければ幸いである．
　さあ，明日から日常診療で，正しい軟膏療法の実践と指導を開始していただきたい．そしてさらに学びたい方は，ぜひ，よりハイレベルな書籍やセミナー参加で知識を涵養していただきたい．
　皮膚トラブルは皮膚科患者に限らない．きっとあなたが接する患者は，この先，皆幸せになるに違いない……．（完）

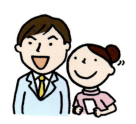

索　引

欧文・数字

3M™キャビロン™皮膚用リムーバー ······ 99

3M™キャビロン™非アルコール性被膜
　　　　　　　　　　　　　　　　　　 101

FTU ··· 23

KOH ·· 27

moist wound healing ················· 77

ODT ·· 17

oil in water ··································· 52

O/W型 ··· 52

PA ·· 90

SPF ·· 90

TENAバリアクリーム ························· 67

UVA ·· 90

UVB ·· 90

water in oil ···································· 52

W/O型 ··· 52

wound bed preparation ·············· 77

あ行

亜鉛華単軟膏 ································· 70

亜鉛華軟膏 ····················· 69, 81, 105

亜鉛華リニメント ······························ 70

アクアセルAG ·································· 87

アクトシン ······································· 88

アクリノール ···································· 70

アクリノール・亜鉛華軟膏 ·················· 87

アクリノール含有酸化亜鉛 ················ 87

アシクロビル ··································· 122

アスタット軟膏 ································· 32

アズノール ····································· 122

アズレン ·· 122

アダパレン ····································· 114

アドヒアランス ································· 16

アトピー性皮膚炎 ···························· 115

アポクリン汗腺 ································· 39

アポハイドローション ························ 118

アラキドン酸低下作用 ······················ 12

アラセナS ······································ 122

アリルアミン系 ································· 30

アルギン酸ドレッシング ····················· 78

アルプロスタジルアルファデクス ·········· 88

アレルギー性接触皮膚炎 ·················· 49

アンテドラッグ ································· 18

アンテベート軟膏 ············· 18, 81, 103

イソジンゲル ··································· 86

イミキモド ······································ 114

イミダゾール系 ································· 30

イムノクロマト法キット ······················ 31

イレファインTD-30 ··························· 99

ウイーク ··· 14

エアロゾル ····································· 75

液滴分散型外用薬 ··························· 81

エクリン汗腺 ··································· 39

エクロック ······································ 117

エピデュオ ····································· 116

エムラクリーム ································· 121

エモリエント(被膜をつくる)効果 ··········· 63

炎症性ケミカルメディエーター遊離抑制作用
　　　　　　　　　　　　　　　　　　　 12

オキサロール軟膏 ···························· 113

オキシブチニン塩酸塩 ······················ 118

オサキロール ……………………… 113

オストミー ……………………… 94

オルセノン ……………………… 89

か行

界面活性剤 ……………………… 106

外用エアゾール剤 ……………… 55

外用薬の吸収経路 ……………… 39

外用薬の混合処方 ……………… 80

外用薬の剤形 …………………… 72

外用療法の種類 ………………… 46

化学的刺激 ……………………… 97

角化細胞 ………………………… 37

角層 ……………………………… 37

過酸化ベンゾイル ……………… 115

過酸化ベンゾイル・アダパレン … 116

過酸化ベンゾイル・クリンダマイシンリン酸エ

　ステル水和物 ……………… 116

苛性カリ ………………………… 27

カチリ …………………………… 70

活性型ビタミンD$_3$外用薬 ……… 112

カデキソマー・ヨウ素 ………… 86

カデックス外用酸 ……………… 86

カデックス軟膏 ………………… 86

カラヤペースト ………………… 100

顆粒層 …………………………… 37

カルシポトリオール …………… 113

汗孔 ……………………………… 36

カンジダ ………………………… 27

汗腺 ……………………………… 38

感染による刺激 ………………… 97

感染の制御 ……………………… 84

基剤 ……………………………… 52

基底層 …………………………… 37

吸水クリーム …………………… 74

銀イオン含有創傷被覆・保護材 … 87

グラニュゲル …………………… 77

クリーム ………………… 50, 52, 73

グリコピロニウムトシル酸塩水和物 …… 117

クレナフィン爪外用液 ………… 33

クロマイ-P軟膏 ………………… 121

クロラムフェニコール・フラジオマイシン硫酸

　塩軟膏 …………………… 121

経皮吸収 ………………………… 41

経皮吸収型ドラッグデリバリーシステム … 54

ゲーベンクリーム ……………… 86

血管収縮作用 …………………… 12

ケラトヒアリン顆粒 …………… 61

ゲル ……………………………… 74

検体採取法 ……………………… 29

懸濁性基剤 ……………………… 74

抗菌薬含有石鹸 ………………… 101

膠原線維 ………………………… 38

抗真菌外用薬 …………………… 26

合成洗剤 ………………………… 107

抗生物質含有外用薬 …………… 104

光線過敏症 ……………………… 91

コールドクリーム ……………… 74

コラーゲン ……………………… 38

コラージュDメディパワー保湿ハンドクリーム

　………………………………… 75

──保湿ジェル ………………… 67

──保湿入浴剤 ………………… 67

コラージュフルフル泡石鹸，液体石鹸 …… 34

126　索　引

――スカルプシャンプー	35	真皮	38
――ネクストシリーズ	34	親油基	106
――プレミアムシャンプー	35	水中油型	52, 73
コレクチム	118	水溶性基剤	52, 74, 85
コレステロールエステル	38	水溶性軟膏	53
		スクアレン	38
		スタデルム軟膏	109

さ行

ザーネ軟膏	64	ステロイド含有テープ剤	17
再付着防止作用	106	ストーマ	94
細胞分裂抑制作用	12	――周囲皮膚障害	96
座瘡	105	ストロング	14
サトウザルベ軟膏	69	ストロンゲスト	14
サンスクリーン	25, 90	スピール膏	122
サンホワイト	103	スフィンゴ脂質	38
ジェネリック医薬品	83	スプレー	75
紫外線防御	90	スルファジアジン銀	86
脂腺	38	精製白糖	86
湿潤環境下療法	77	精製ラノリン	73
ジファミラスト	119	石鹸	107
脂肪酸	38	石鹸の規格	107
シミ	92	接触皮膚炎	49, 81
重層療法	21	ゼフナートクリーム	29
消化管ストーマ	95	セラミド	38, 60
掌蹠膿疱症	46	セラミド配合皮膚保護剤ストーマ用装具	98
褥瘡・皮膚潰瘍治療外用薬	85	セルケア1・Dcキャップ	99
脂漏性皮膚炎	34	セルケア1・U	99
尋常性乾癬	58, 113	セロナシリーズ(軟膏/クリーム)	18
尋常性痤瘡	115	尖圭コンジローマ	115
親水基	106	全身性接触皮膚炎	49
親水クリーム	73	創傷被覆材	79
親水性基剤	85	創面環境調整	77
浸透作用	106	疎水性基剤	52, 85

索 引　127

ゾビラックス ……………………… 122
ソフピロニウム臭化物 …………… 117

た行

ダーマコスメ …………………… 110
ダイアコート軟膏 ………………… 81
帯状疱疹 ………………………… 109
タカルシトール ………………… 112
タクロリムス水和物 …………… 115
タクロリムス軟膏 ………………… 42
タピナロフ ……………………… 120
ダラシンTゲル ………………… 105
単純塗布 ………………………… 21
単純疱疹 ………………………… 122
単軟膏 …………………………… 69
チオカルバメート系 ……………… 30
直接鏡剣法 ……………………… 27
爪白癬 ………………………… 29, 32
ディフェリン …………………… 114
テープ …………………………… 75
デュアック配合ゲル …………… 116
デュオアクティブET ……………… 77
デルゴシチニブ ………………… 118
伝染性膿痂疹 …………………… 105
天然保湿因子 ………………… 38, 60
透析患者 ………………………… 66
塗擦 ……………………………… 20
塗布 ……………………………… 20
トプシムクリーム ………………… 75
塗布方法 ………………………… 20
ドボネックス …………………… 113
ドボベット ……………………… 56

ドライスキン ………………… 61, 64
トラフェルミン …………………… 88
トリアゾール系 …………………… 30
トリグリセライド ………………… 38
トレチノイントコフェリル ……… 89
ドレッシング材 ………………… 76

な行

軟膏 ………………… 50, 52, 73
肉芽形成促進 …………………… 88
乳化作用 ……………………… 106
乳剤性基剤 ……………………… 85
乳頭下層 ………………………… 38
乳頭層 …………………………… 38
尿素含有外用薬 ………………… 64
尿路ストーマ …………………… 95
ネオヨジンゲル ………………… 86
ネキソブリッド ………………… 59
粘着剥離剤 ……………………… 99
ノブ　UVシールドEX …………… 93
ノブ　UVローションEX ………… 93

は行

バイオヘッシブAg ……………… 77
配合剤 …………………………… 51
配合剤の種類 …………………… 51
排泄物による刺激 ……………… 96
ハイドロキノン ………………… 92
ハイドロコロイド ………………… 77
ハイドロサイト ………………… 77
ハイドロジェル ………………… 77
ハイドロファイバー ……………… 78

白色軟膏	69	部位別吸収率	41
白癬	27, 28, 32	フィンガーティップユニット	23
バニシングクリーム	73	フェノール	70
バリケアパウダー	100	フォーム	55
ハンドクリーム	65	副腎皮質ステロイド外用薬	12, 41, 101
光老化	90	副腎皮質ステロイド軟膏	82, 121
皮丘	36	ブクラデシンナトリウム	88
皮溝	36	フシジンレオ軟膏	105
皮脂欠乏性湿疹	62	付属器	38
皮脂欠乏性皮膚炎	81	物理的刺激	96
皮脂膜	38, 60	プラスチベース	53
非ステロイド外用薬	109	プロケアーソフトウエハー・リング	100
ビダラビン	122	プロスタンディン	88
美白剤	92	プロトピック	115
皮膚搔痒症	61	プロトピック軟膏	115
皮膚の緩衝作用	107	プロペト	62,102
皮膚の構造	37	ブロメライン	87
皮膚表面	37	分散作用	106
皮膚保護剤	100	ベーテル保湿ローション	67
皮膚保護膜形成剤	101	ベセルナクリーム	115
皮膚保湿洗浄クリーム	101	ベトノバールSシリーズ(軟膏/クリーム/ローション)	19
皮野	36		
ヒューメクタント	65	ヘパリン類似物質含有外用薬	63
表皮の構造	37	ベピオ	115
びらん	16	ベピオローション	115
ヒルドイド	63	ベリーストロング	14
ヒルドイドソフト軟膏	64, 66, 81	ベルセナ	114
ヒルドイドフォーム	64	ベンジルアミン系	30
ヒルドイドローション	66	ボール・チンク・サルベ	69
ブイタマー	120	保湿	60
フィブラスト	88	ボチ	69
フィブラストスプレー	88	ボチシート	22

索引 ● 129

ポピドリンパスタ軟膏 ……………… 86

ポピドンヨード …………………… 86

ポリウレタンフォーム ……………… 77

ボンアルファ ……………………… 112

ボンアルファローション …………… 113

ポンプスプレー剤 ………………… 55

ま行

マキサカルシトール ……………… 113

膜透過性抑制作用 ………………… 12

マクロゴール軟膏 ………………… 74

密封療法 ………………………… 17, 22

ミディアム ………………………… 14

免疫抑制作用 …………………… 12

モイスチャライザー (水分と結合) 効果 …… 63

モイゼルト ………………………… 119

毛孔 ……………………………… 36

網状層 …………………………… 38

毛包 ……………………………… 38

毛包脂腺 ………………………… 38

モルホミン系 ……………………… 30

や行

有棘層 …………………………… 37

ユーパスタコーワ軟膏 …………… 86

遊離コレステロール ……………… 38

油脂性基剤 ……………………… 52

油脂性基剤 ……………………… 73

油脂性基剤 ……………………… 85

油性スプレー …………………… 55

油性軟膏 ………………………… 61

油中水型 ………………………… 52, 74

ヨウ素軟膏 ……………………… 86

ヨードコート軟膏 ………………… 86, 89

ヨードホルム ……………………… 86

ヨードホルムガーゼ ……………… 86

ら行

ラノリン …………………………… 53

ラピフォート ……………………… 117

リスク・ベネフィット ……………… 48

リドカイン・プロピトカイン配合 ……… 121

リモイスクレンズ ………………… 108

鱗屑 ……………………………… 28

ルコナック爪外用液 ……………… 32

ルリコン …………………………… 32

ルリコンクリーム ………………… 32

ローション ………………………… 50

ローション ………………………… 74

ロコイド軟膏 ……………………… 18

わ行

ワセリン ………………………… 53,102

ワックスエステル ………………… 38

MEMO

改訂新版
あ と が き

　"教えることは学ぶことである"とはよくいったもので，今回本書の改訂に当たりここ10年での外用療法学の進歩を改めて目の当たりにした．そこには開発に携わる研究者から製品を設計する技術者，高品質な外用薬を製造する製薬会社の方々，流通に携わる問屋の皆様を経て我々医療従事者に最終バトンが渡され，病に悩む方々に提供される．資本主義においては当然の流れではあるが，我が国の高品質な外用薬を供する製薬会社の苦労は想像以上のものである．本書は医療現場で活躍する初学者に読んで頂ける本を意図しており，当然小学生には難解である．なんと時同じくして，学研ひみつシリーズに『皮ふとぬり薬のひみつ』が登場する．本邦屈指の外用薬メーカーであるマルホ株式会社が舞台となるが，何と筆者が登場しており，似て非なるイラストとともにお子様とお楽しみいただければ幸いである．なお，学研ひみつシリーズは全国の図書館や小学校の図書室でご覧いただける．

　最後に本書の企画から出版までお盆返上でご尽力いただいた増田氏に深謝するとともに，本書をご愛読いただいたアナタに衷心より御礼を申し上げる所存である．もし，学研ナーシングセミナーや学術集会で筆者をお見かけの際はお気軽にお声がけいただければ幸いである．

2024年8月

安部正敏

筆者はこんな人……

安部正敏（あべ・まさとし）

略歴：

1987年3月	島根県立松江南高校卒業（恩師：清水和則先生）
4月	群馬大学医学部入学
1993年3月	群馬大学医学部卒業
4月	群馬大学医学部附属病院皮膚科学研修医（主任：宮地良樹教授）
1994年4月	群馬大学大学院医学研究科博士課程入学
1998年4月	群馬大学大学院医学研究科博士課程修了
	群馬大学医学部皮膚科学教室助手
2001年1月	アメリカ合衆国テキサス大学サウスウエスタンメディカルセンター細胞生物学部門研究員（主任：prof. F. Grinnell）
2003年6月	群馬大学大学院医学系研究科皮膚科学講師（主任：石川　治教授）
	群馬大学医学部附属病院感覚器・運動機能系皮膚科外来医長
2013年4月	医療法人社団廣仁会 札幌皮膚科クリニック　副院長（主任：根本　治院長）
	医療法人社団　廣仁会　褥瘡・創傷治癒研究所（主任：大浦武彦所長）
	東京大学大学院医学系研究科　健康科学・看護学専攻老年看護学／創傷看護学分野　非常勤講師（主任：真田弘美教授）
2013年6月	東京慈恵会医科大学皮膚科　非常勤講師（主任：中川秀己教授）
2018年4月	医療法人社団廣仁会 札幌皮膚科クリニック 院長
2020年4月	医療法人社団廣仁会 副理事長
2022年1月	医療法人社団廣仁会 理事長

所属学会：
- 日本皮膚科学会
- 日本臨床皮膚科医会（常任理事）
- 日本乾癬学会（理事）
- 日本褥瘡学会（理事）
- 日本創傷・オストミー・失禁管理学会（理事）

社会活動：
- 独立行政法人 医薬品医療機器総合機構　専門委員
- 株式会社Gakkenメディカル出版事業部「Visual Dermatology」編集委員
- NPO法人皮膚の健康研究機構 理事

著書（単著）：
- 「たった20項目で学べる」シリーズ（株式会社Gakken）
- 「皮膚科専門医が見た！ざんねんなスキンケア47」（株式会社Gakken）
- 「憧鉄雑感」（金原出版）
- 「ジェネラリストのためのこれだけは押さえておきたい皮膚疾患」（医学書院）
- 「ジェネラリストのためのこれだけは押さえておきたい皮膚外用療法」（医学書院）

連載：
- Nursing「ナースのためのザンネンなスキンケア」（株式会社Gakken）
- 皮膚科の臨床「憧鉄雑感（鉄道と皮膚に関するエッセィ）」（金原出版）

皮膚科学 看護スキルアップシリーズNew①

改訂新版

たった "22" 項目で学べる

褥瘡ケア

編著 安部正敏 医療法人社団廣仁会 理事長
札幌皮膚科クリニック 院長

病棟から外来，施設，在宅の現場で
使える！役立つ！褥瘡ケアの入門書

知りたい
ことを
大幅加筆！

改訂新版

たった "22" 項目で学べる

褥瘡ケア

皮膚科学
看護スキルアップ
シリーズ
New①

[編著]
安部 正敏
医療法人社団廣仁会 理事長
札幌皮膚科クリニック 院長

待って
ました！

ついに新改訂！！
もっともわかりやすく
"褥瘡ケア"をアップデート！

● ナースが"知りたい"順に掲載！ どこからでも読める！
● 近年のトピックスとなる項目も取り上げて，臨床現場ですぐに役立つ知識が満載！
● 施設や在宅でのケアや説明にももちろん使える！

皮膚科学的視点に立った必携の入門書

Gakken

● B5判　● 144ページ　● 定価：2,090円(本体1,900円＋税10%)　● ISBN：978-4-05-510079-3

株式会社Gakken
〒141-8414 東京都品川区西五反田2-11-8
学研出版サイト　https://hon.gakken.jp/

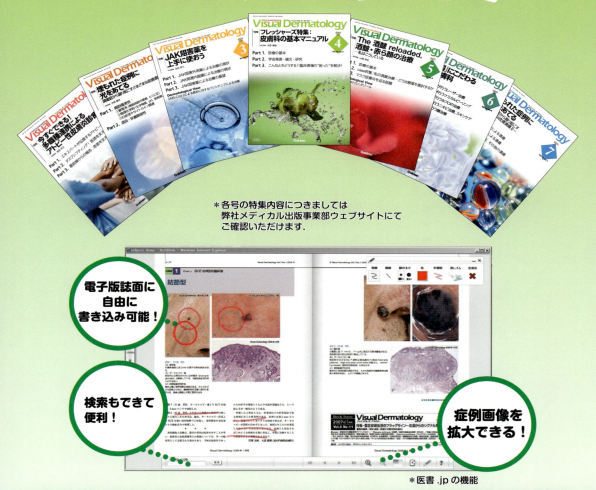

たった"22"項目で学べる　外用療法　改訂新版

2024 年 10 月 1 日　初版 第 1 刷発行

編　著	安部　正敏
発 行 人	小袋　朋子
編 集 人	木下　和治
発 行 所	株式会社 Gakken
	〒 141-8416　東京都品川区西五反田 2-11-8
印　刷	TOPPAN株式会社
製　本	株式会社難波製本

この本に関する各種お問い合わせ先
● 本の内容については，下記サイトのお問い合わせフォームよりお願いします．
　https://www.corp-gakken.co.jp/contact/
● 在庫については　Tel 03-6431-1234（営業）
● 不良品（落丁，乱丁）については　Tel 0570-000577
学研業務センター　〒 354-0045 埼玉県入間郡三芳町上富 279-1
● 上記以外のお問い合わせは　Tel 0570-056-710（学研グループ総合案内）

©M.Abe 2024 Printed in Japan
● ショメイ：タッタニジュウニコウモクデマナベルジョクソウケアカイテイシンバン

本書の無断転載，複製，複写（コピー），翻訳を禁じます．
本書に掲載する著作物の複製権・翻訳権・上映権・譲渡権・公衆送信権（送信可能化権を含む）
は株式会社Gakken が管理します．
本書を代行業者等の第三者に依頼してスキャンやデジタル化することは，たとえ個人や家
庭内の利用であっても，著作権法上，認められておりません．

JCOPY 〈出版者著作権管理機構　委託出版物〉
本書の無断複写は著作権法上での例外を除き禁じられています．複写される場合は，その
つど事前に，出版者著作権管理機構（Tel 03-5244-5088，FAX 03-5244-5089，e-mail：info@
jcopy.or.jp）の許諾を得てください．

本書に記載されている内容は，出版時の最新情報に基づくとともに，臨床例をもとに正確か
つ普遍化すべく，著者，編者，監修者，編集委員ならびに出版社それぞれが最善の努力をし
ております．しかし，本書の記載内容によりトラブルや損害，不測の事故等が生じた場合，
著者，編者，監修者，編集委員ならびに出版社は，その責を負いかねます．
また，本書に記載されている医薬品や機器等の使用にあたっては，常に最新の各々の添付文
書（電子添文）や取り扱い説明書を参照のうえ，適応や使用方法等をご確認ください．
株式会社Gakken

※学研グループの書籍・雑誌についての新刊情報・詳細情報は，下記をご覧ください．
学研出版サイト　https://hon.gakken.jp/